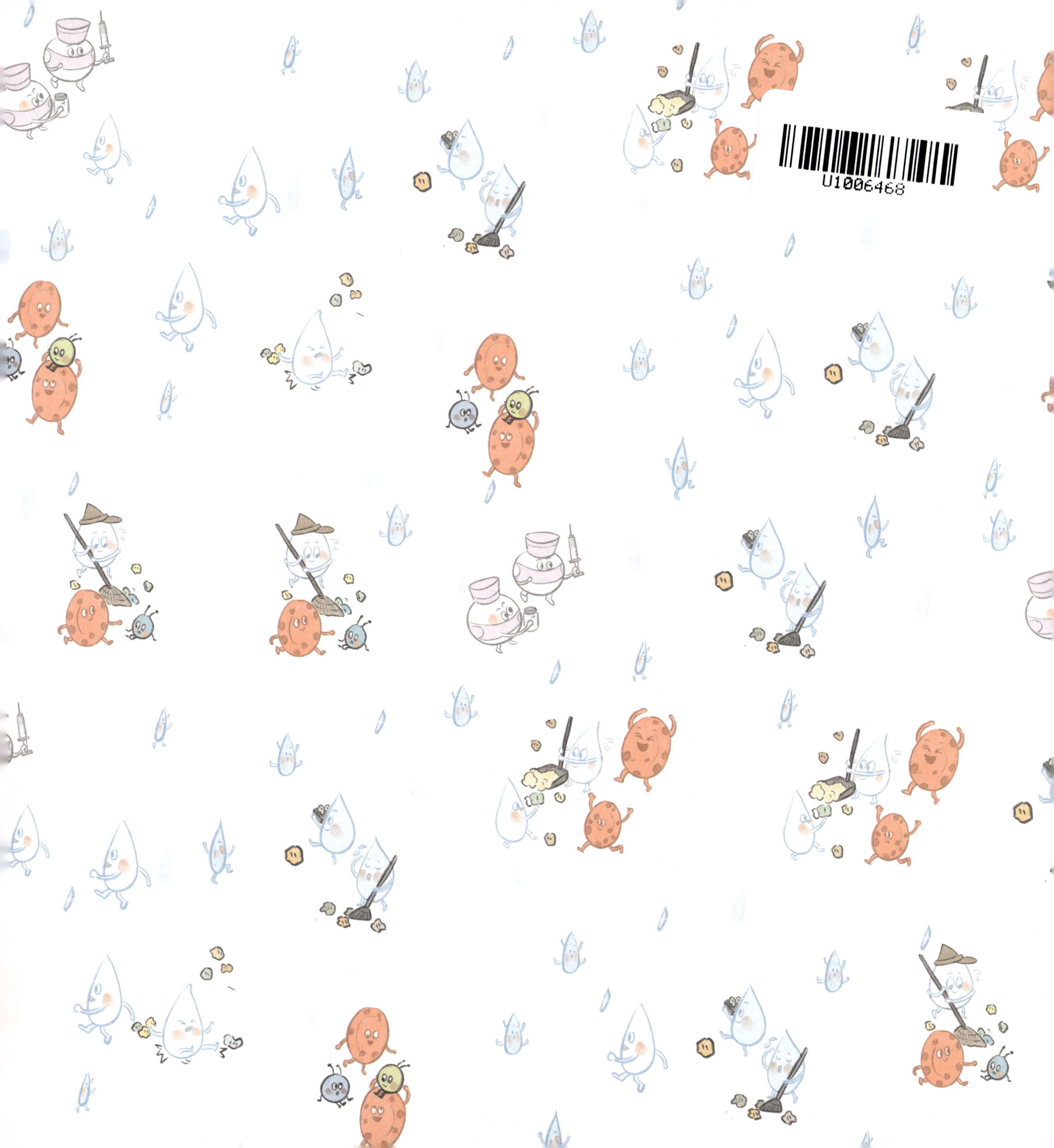

图书在版编目（CIP）数据

喝下去的水去哪儿了 / 赵国宏著；小幸福绘. --
西安：未来出版社，2024.4
ISBN 978-7-5417-7442-3

Ⅰ. ①喝… Ⅱ. ①赵… ②小… Ⅲ. ①人体 - 儿童读
物 Ⅳ. ①R32-49

中国版本图书馆CIP数据核字(2022)第243686号

喝下去的水去哪儿了

HE XIAQU DE SHUI QU NAER LE

赵国宏 / 著　小幸福 / 绘

出 品 人：李桂珍
选题策划：陈丹盈
责任编辑：王　悦
印刷总监：宋宏伟
装帧设计：三米
出版发行：陕西新华出版　未来出版社
地　　址：西安市登高路 1388 号
邮　　编：710061
电　　话：029-89122633
经　　销：全国各地新华书店
印　　刷：鹤山雅图仕印刷有限公司
开　　本：787mm × 1 092mm　1/12
印　　张：$3\frac{1}{3}$
字　　数：20 千字
版　　次：2024 年 4 月第 1 版
印　　次：2024 年 4 月第 1 次印刷
书　　号：ISBN 978-7-5417-7442-3
定　　价：39.80 元

我们的身体

喝下去的水去哪儿了

赵国宏 / 著　小幸福 / 绘

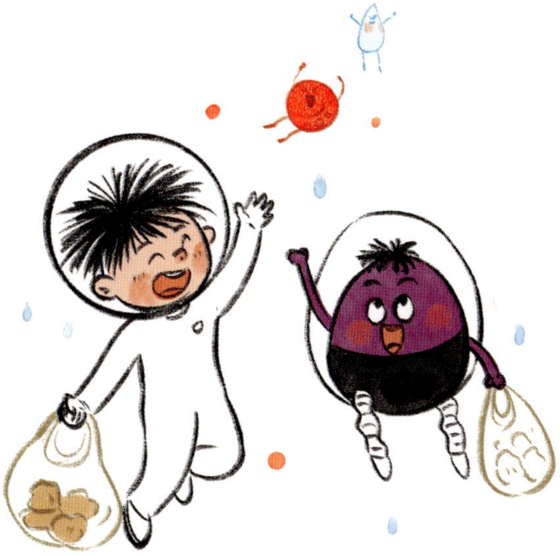

陕西新华出版
未来出版社
·西安·

体育课上，卡卡和小伙伴们比赛踢足球，玩得真开心！

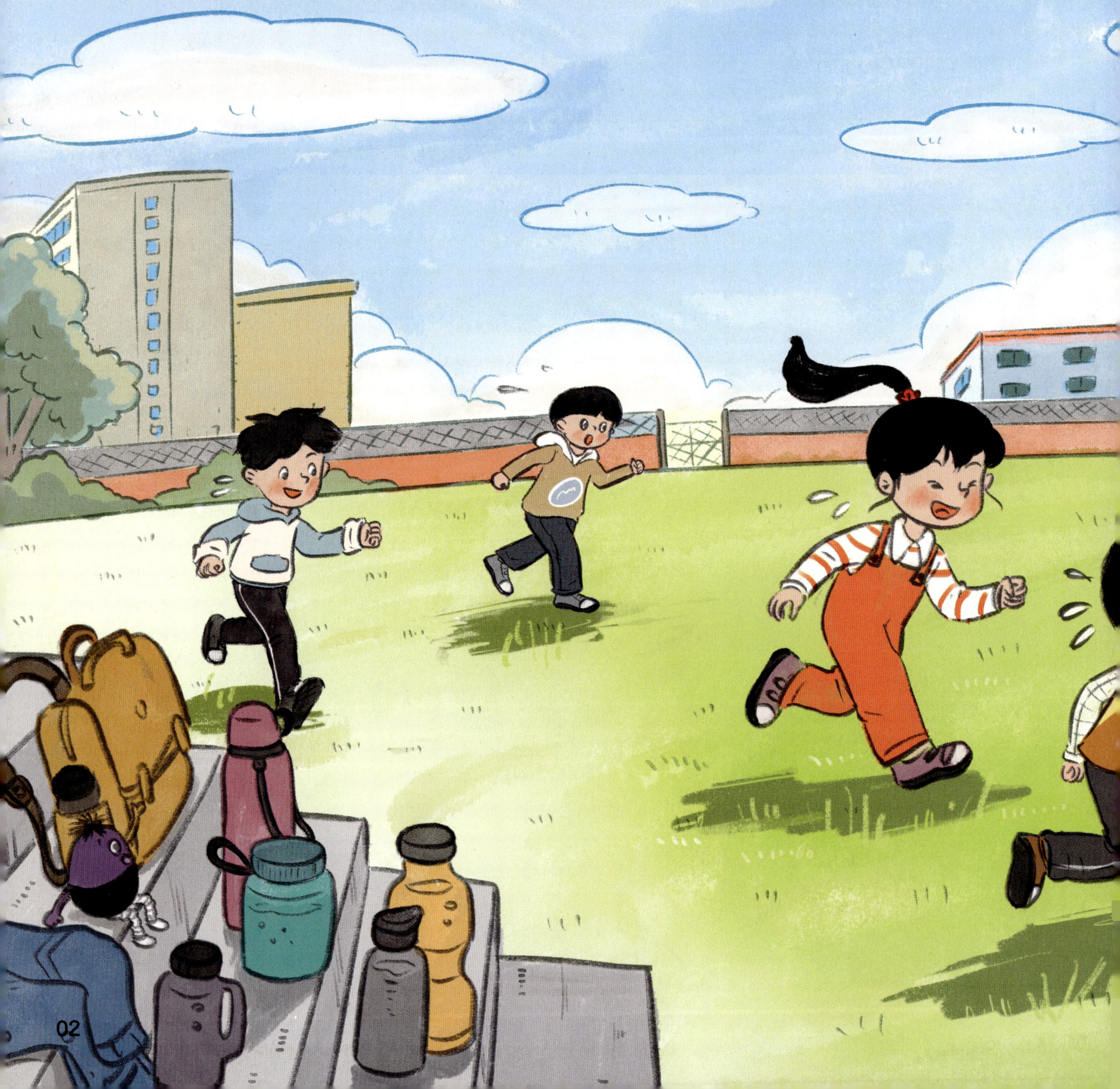

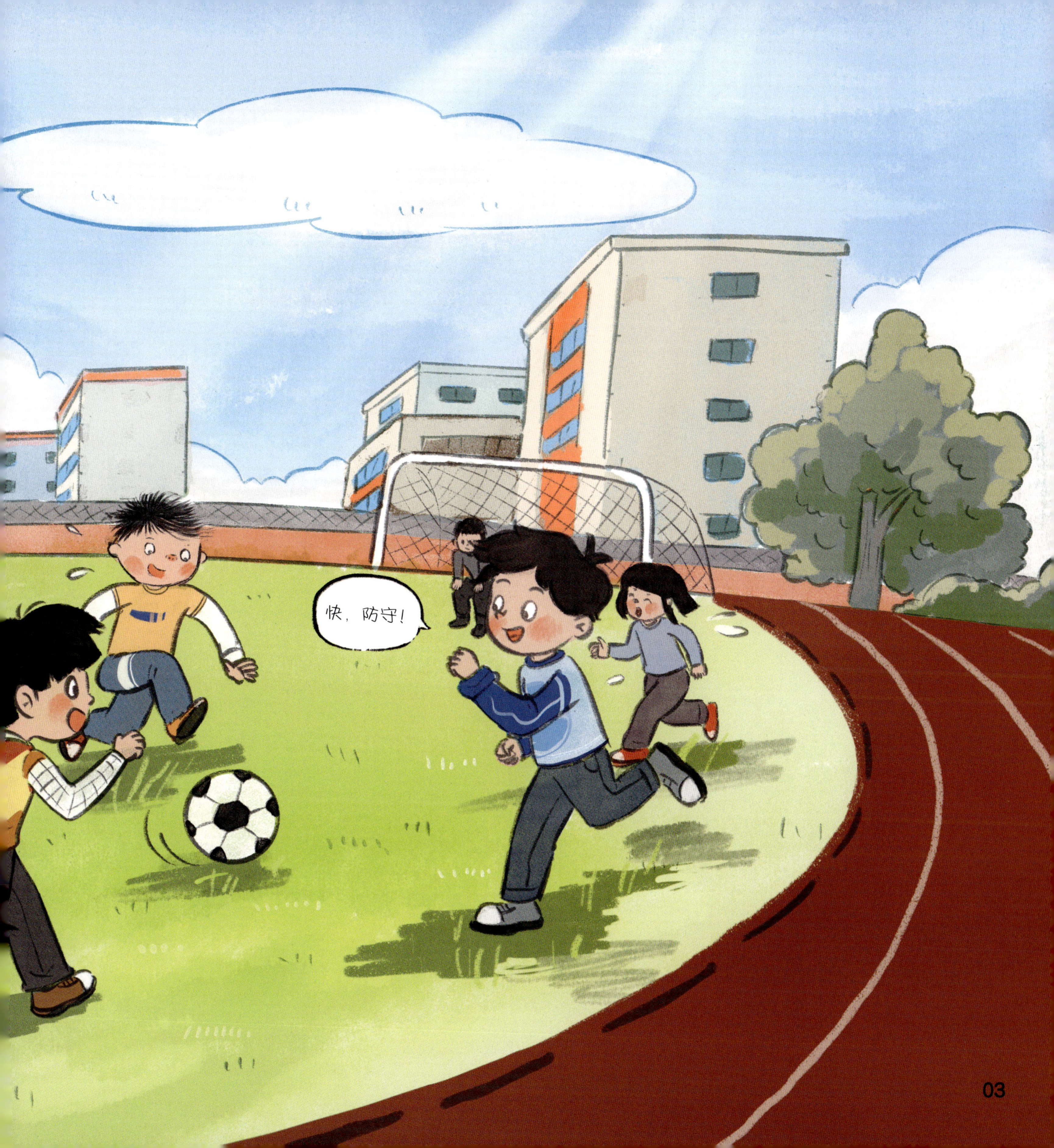
快，防守！

中场休息，大家满头大汗，来到休息区，端起水壶大口地喝起来。卡卡打开水杯，竟然看到挤成一团的小水滴。他大吃一惊：“啊？这是什么情况？”观看比赛的不倒翁毛球跳到卡卡肩膀上，在他耳边轻声说：“卡卡，你想不想知道喝下去的水去哪儿了？走，我们一起去看看。”

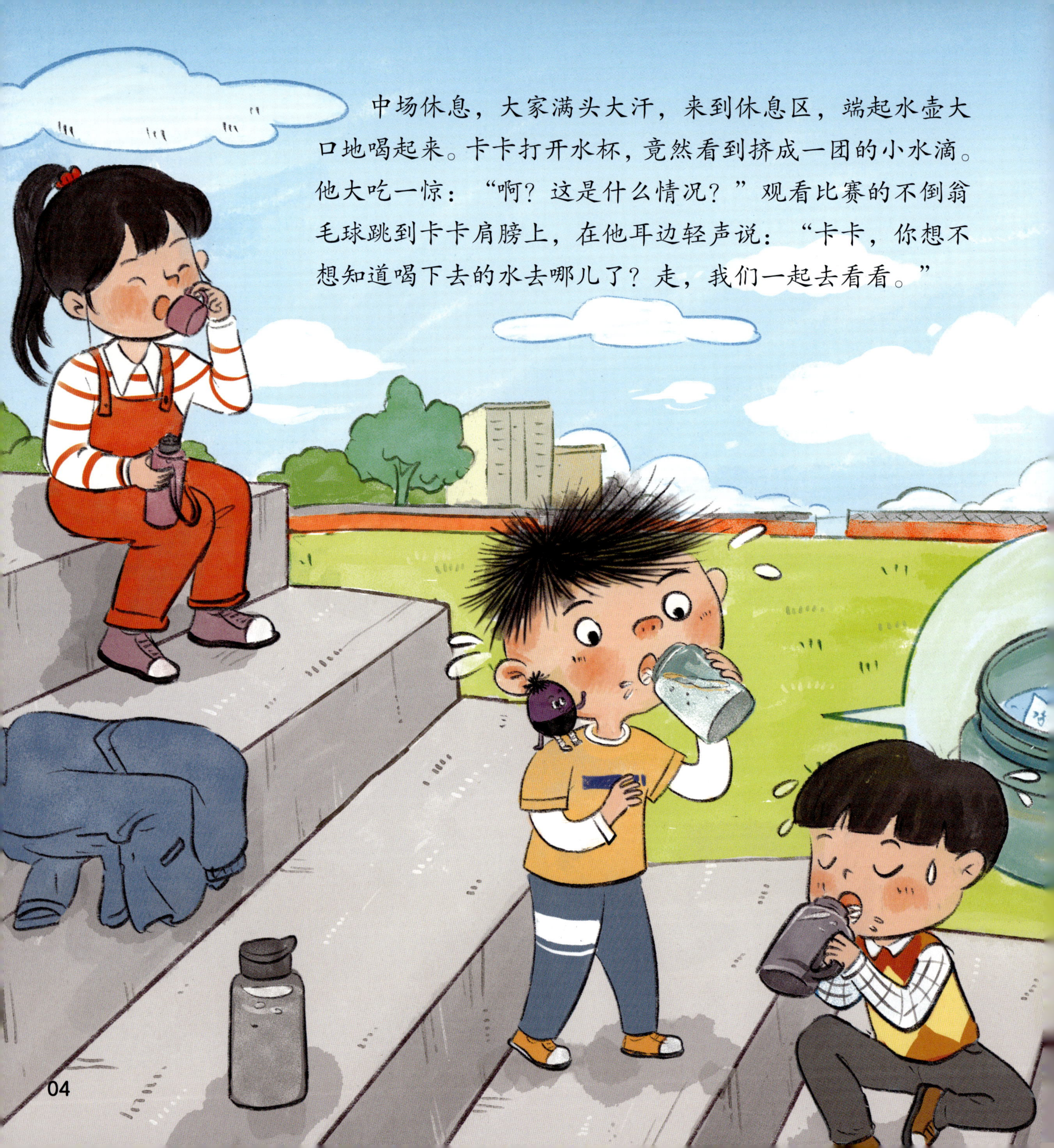

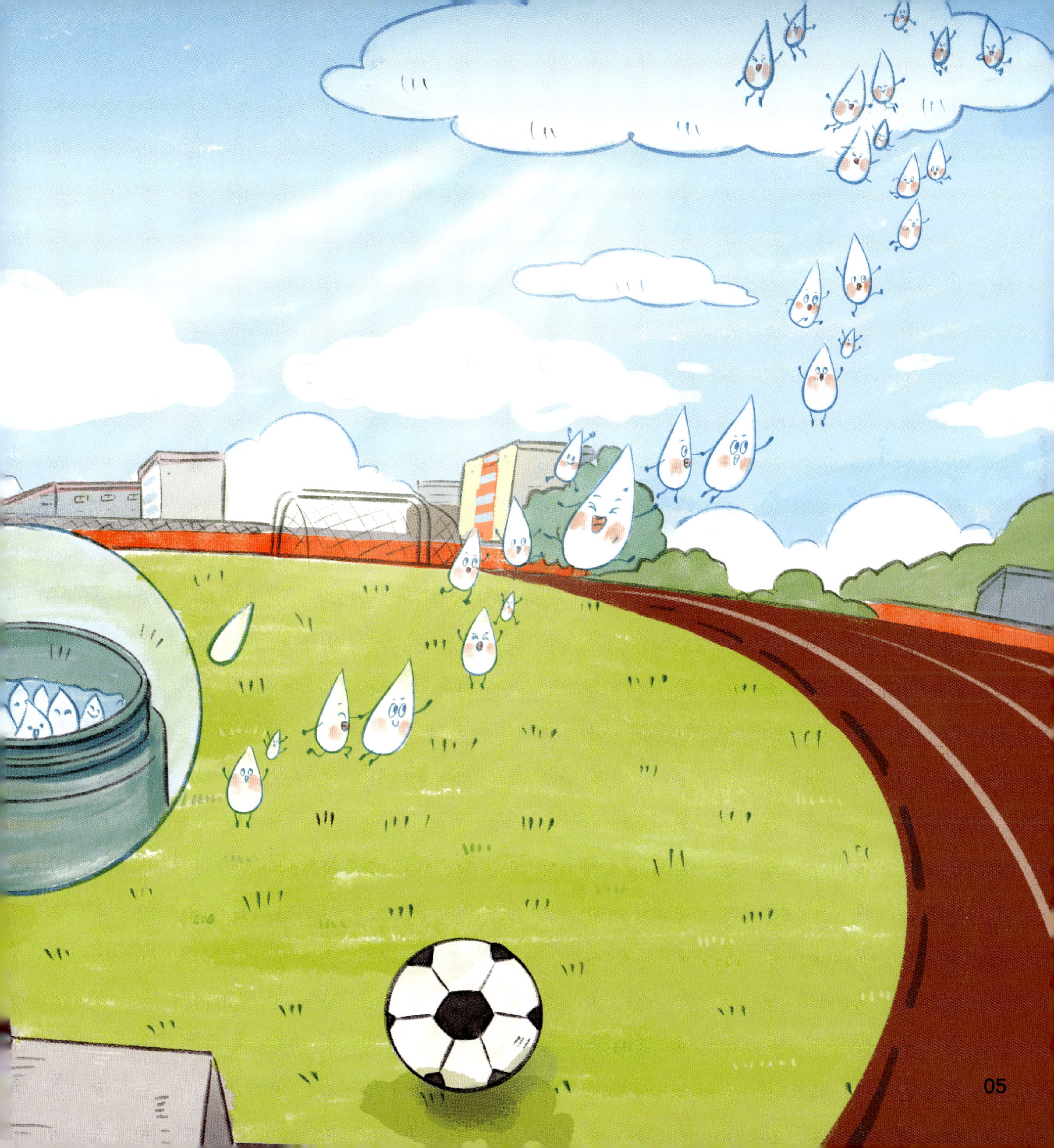

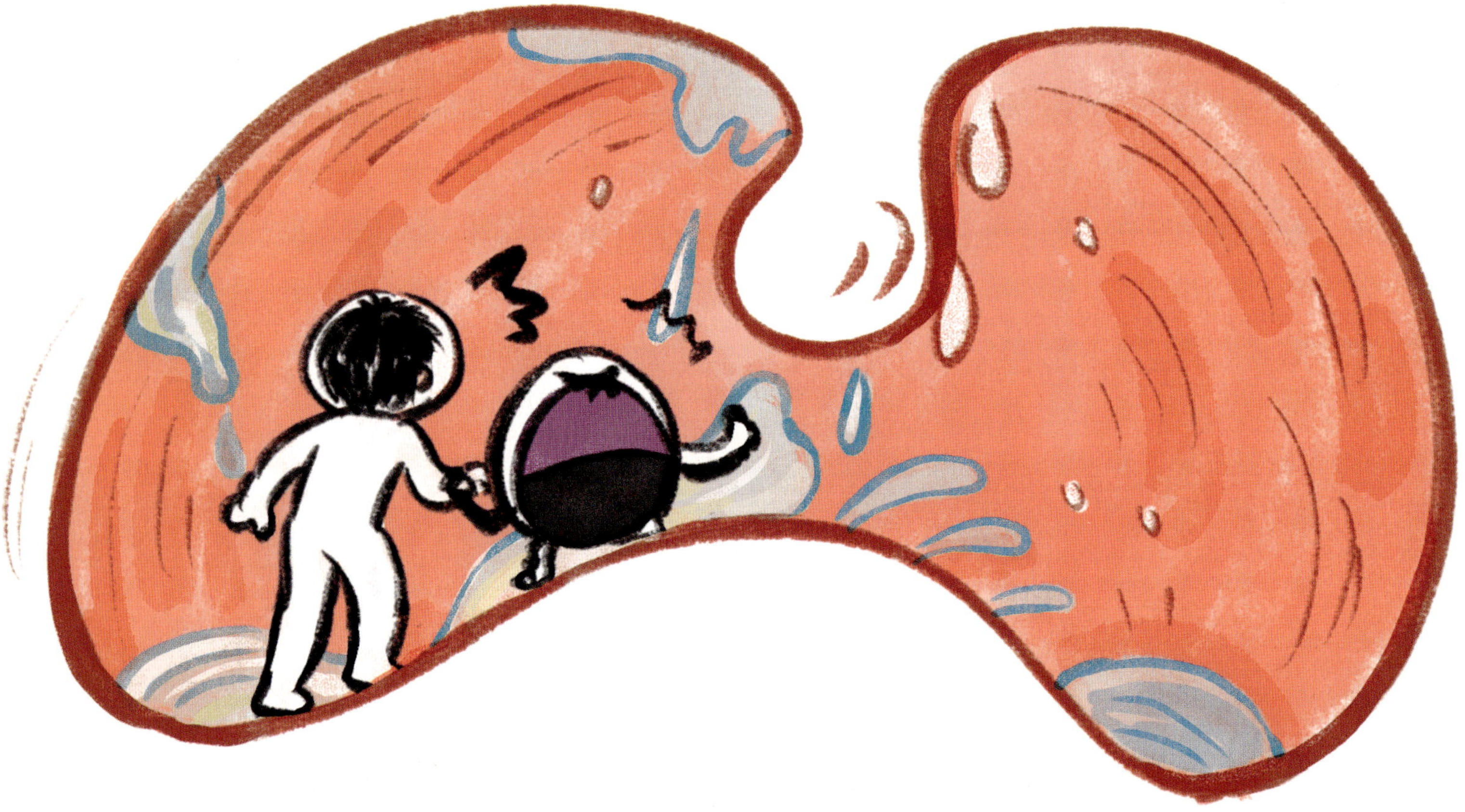

卡卡和毛球穿上防护衣逐渐缩小，趁小伙伴末末张口喝水的瞬间跳进了他的嘴巴，越过咽喉“大门”。

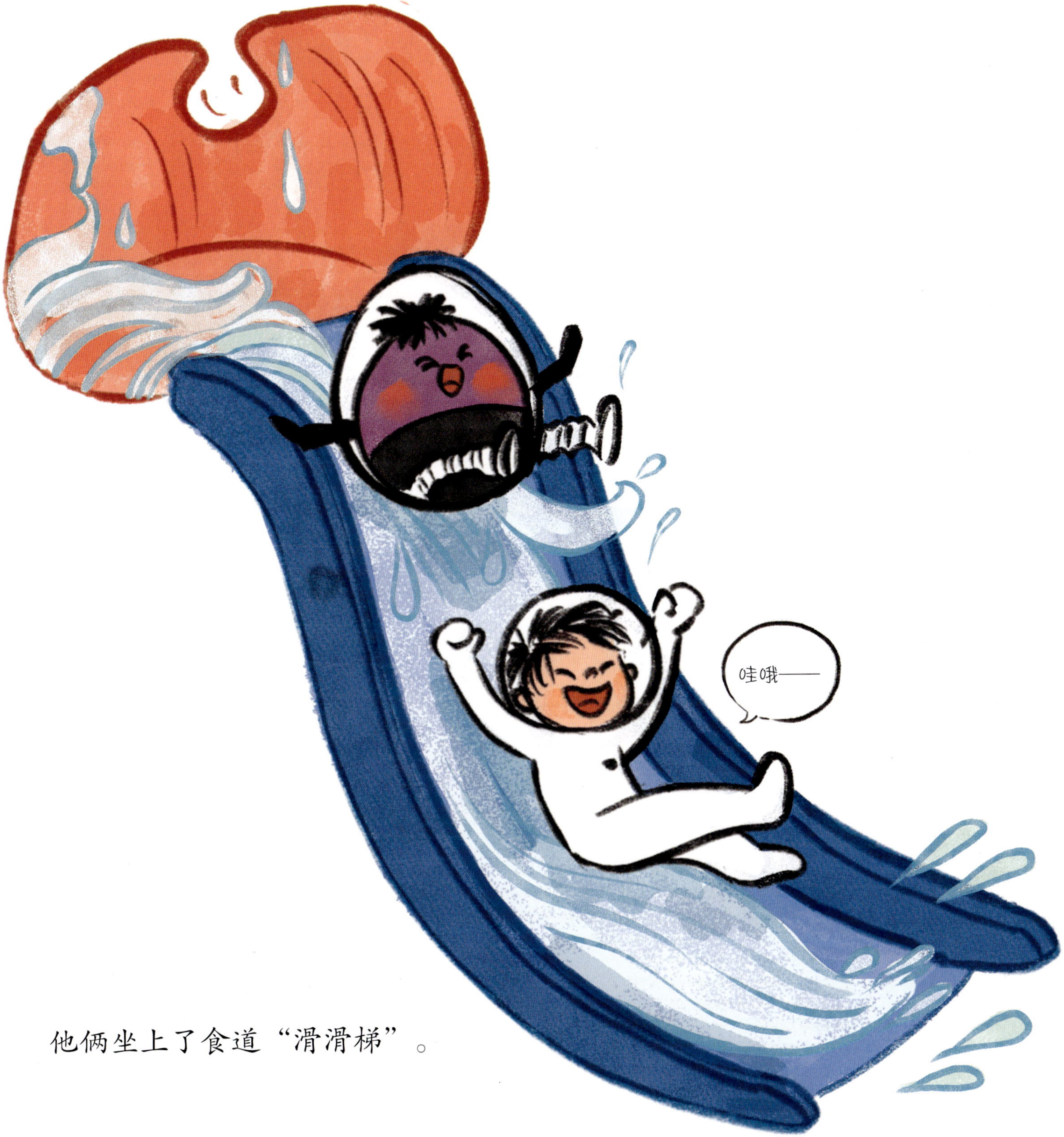

他俩坐上了食道“滑滑梯”。

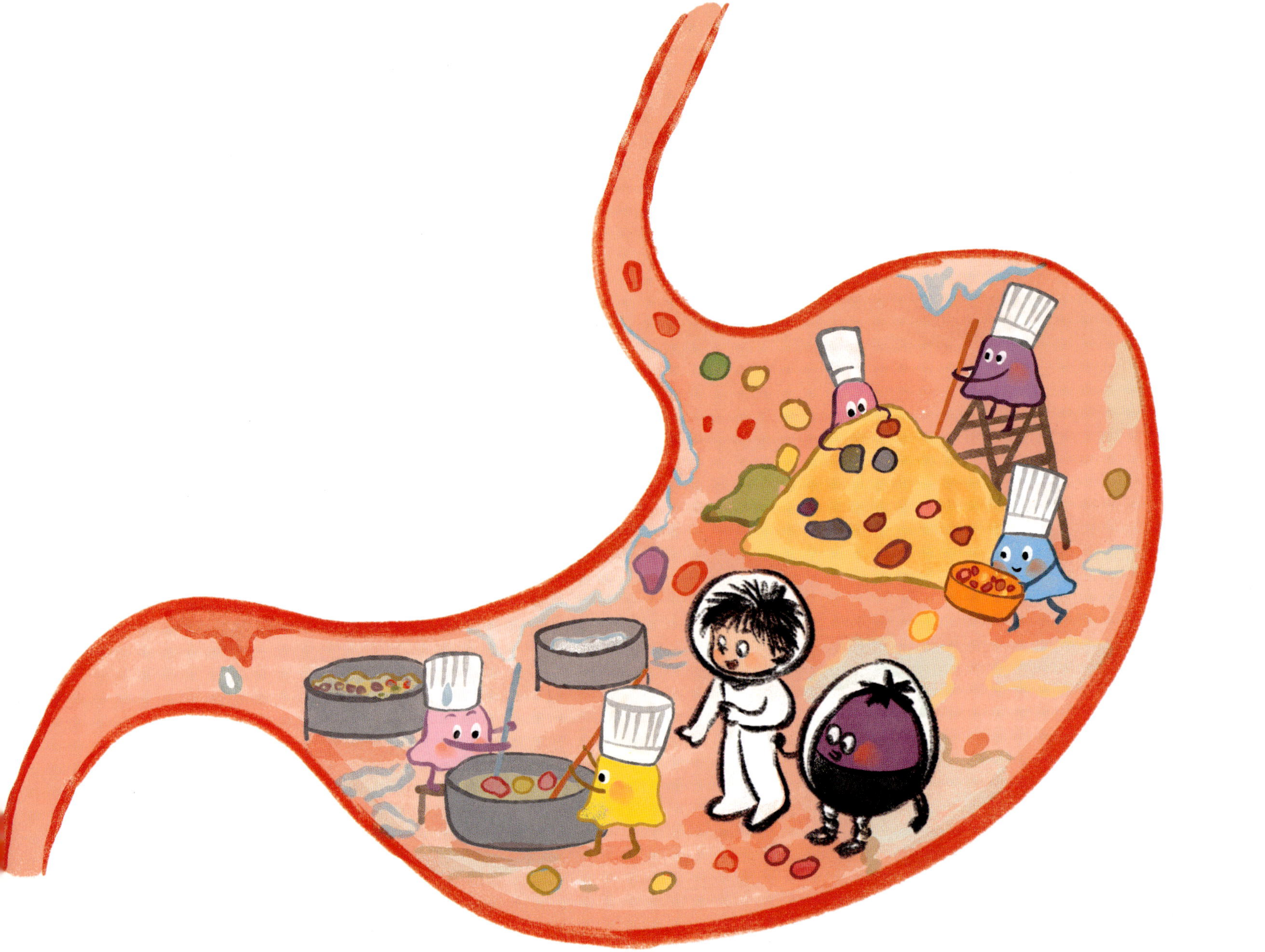

掉进了胃这个“加工厂”。

卡卡说：“这不是胃吗？有什么好奇怪的！”

毛球神秘地说：“虽然又来到胃里，但是这次可是泌尿系统的旅行哦！”

说着，毛球带着卡卡向前冲去。

一个黑洞出现，毛球带着卡卡一头钻了进去。

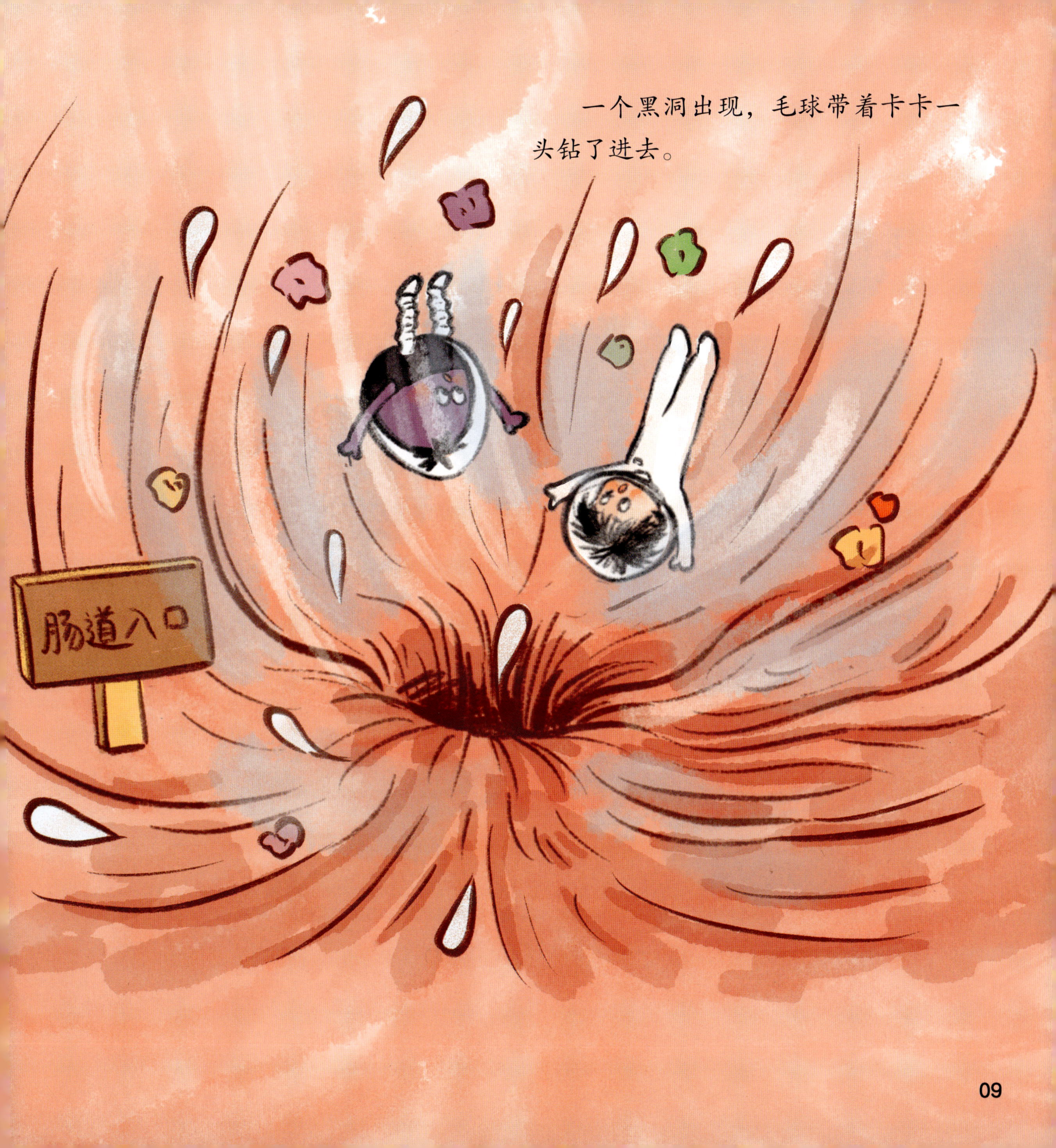

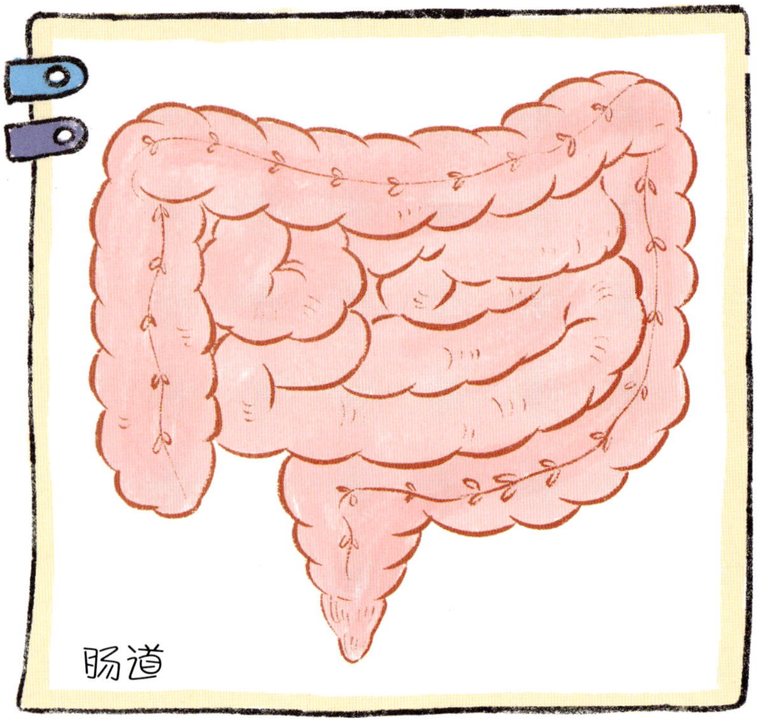

他们来到了肠道，看到小水滴们都东躲西藏的，但还是被肠壁上的绒毛带走了。

卡卡和毛球感觉自己的身体也在一点点变小。

毛球看到绒毛壁外的毛细血管，忙拉着卡卡说："走，带你去一个新地方！"说着他俩钻进摆动的绒毛中和小水滴们一起被吸收进了血管。

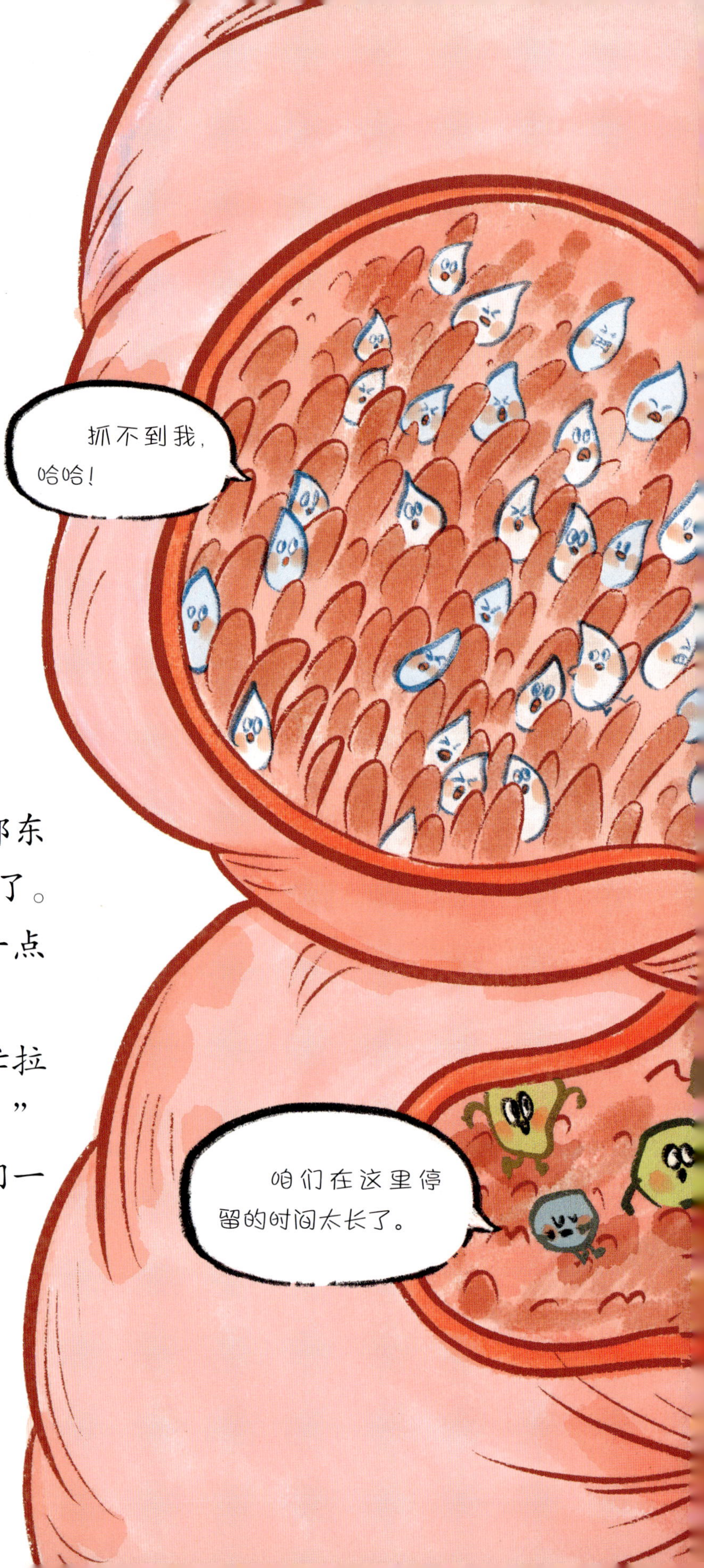

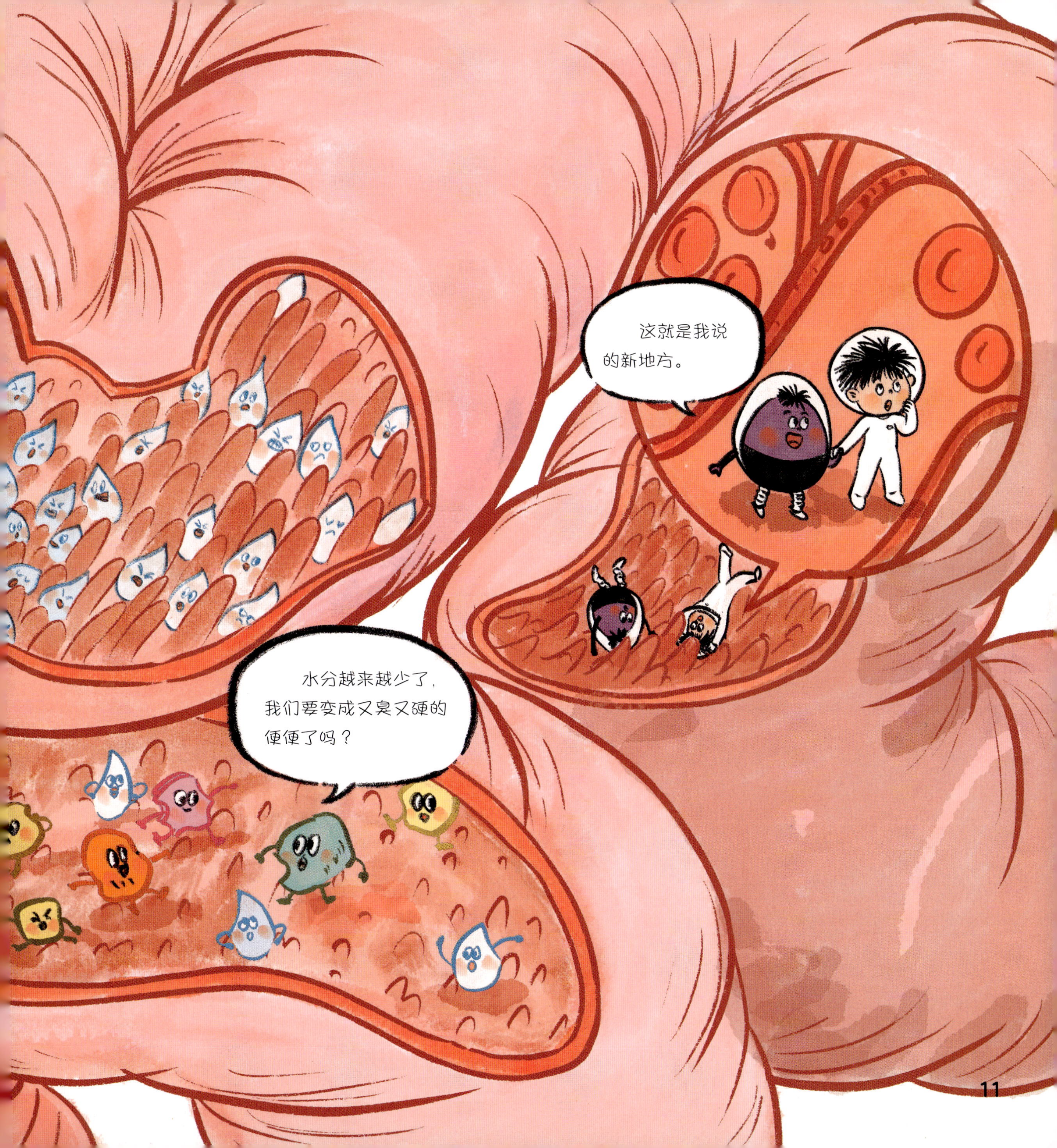
这就是我说的新地方。
水分越来越少了，我们要变成又臭又硬的便便了吗？

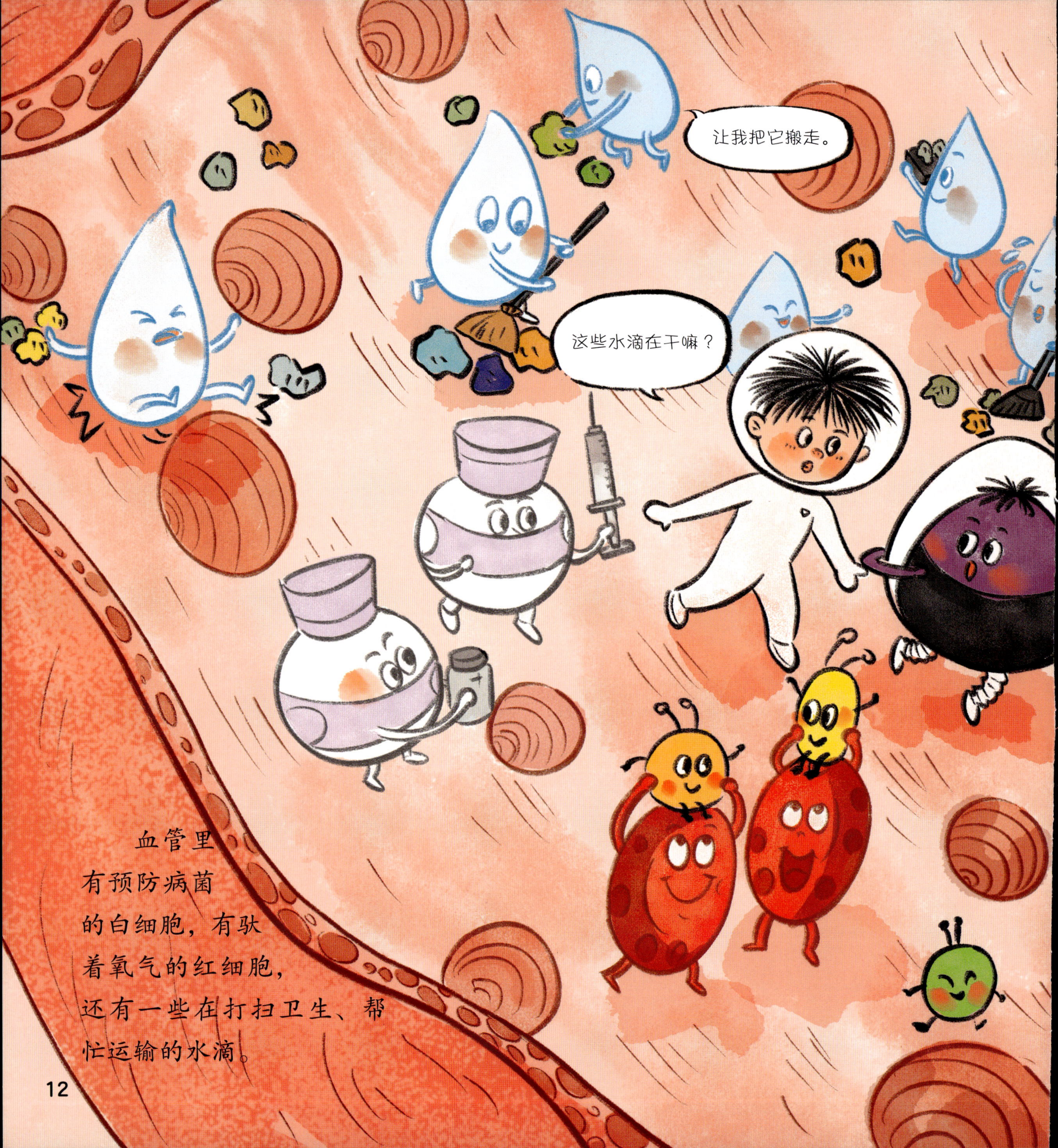

血管里有预防病菌的白细胞，有驮着氧气的红细胞，还有一些在打扫卫生、帮忙运输的水滴。

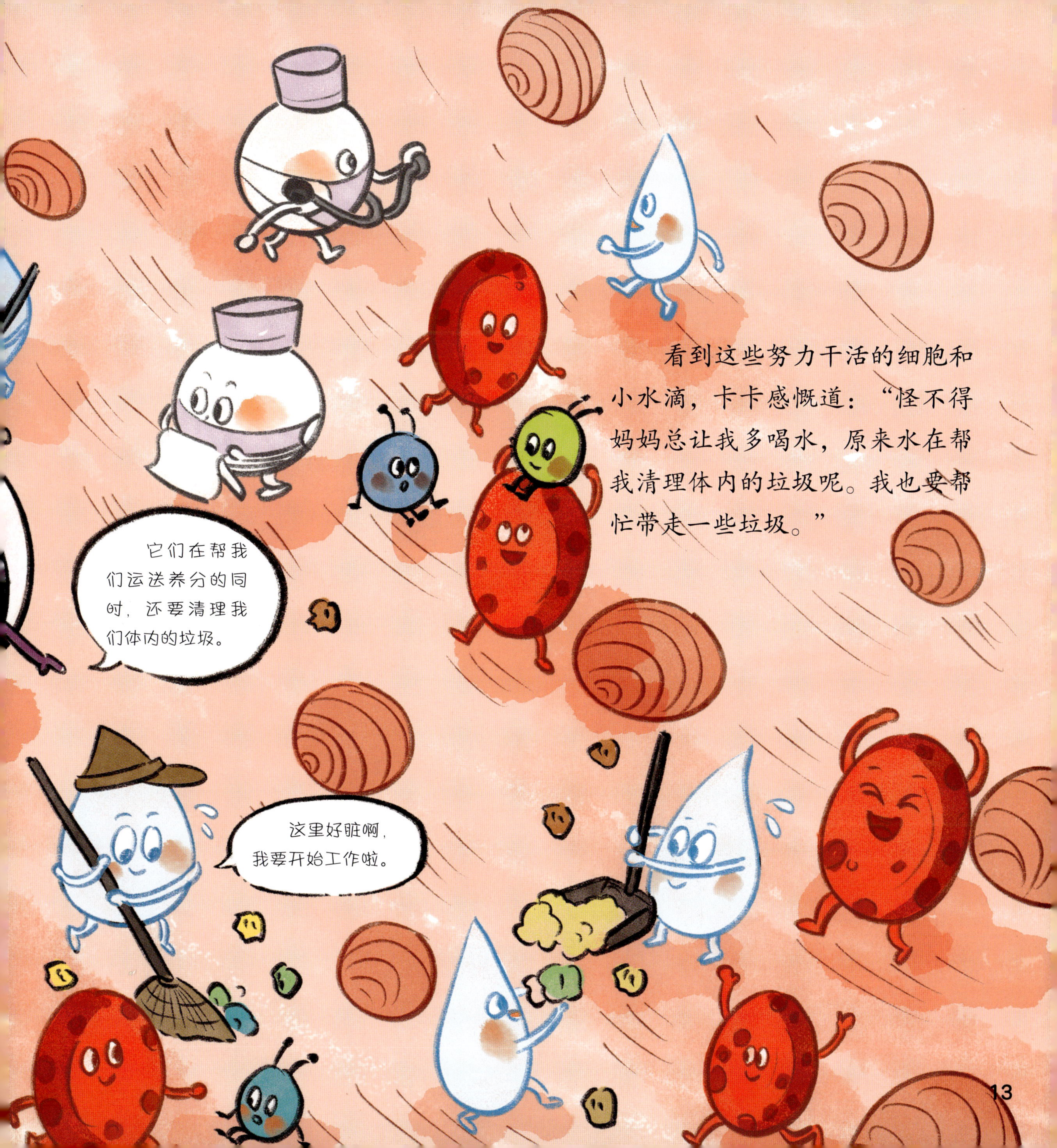

看到这些努力干活的细胞和小水滴，卡卡感慨道：“怪不得妈妈总让我多喝水，原来水在帮我清理体内的垃圾呢。我也要帮忙带走一些垃圾。”

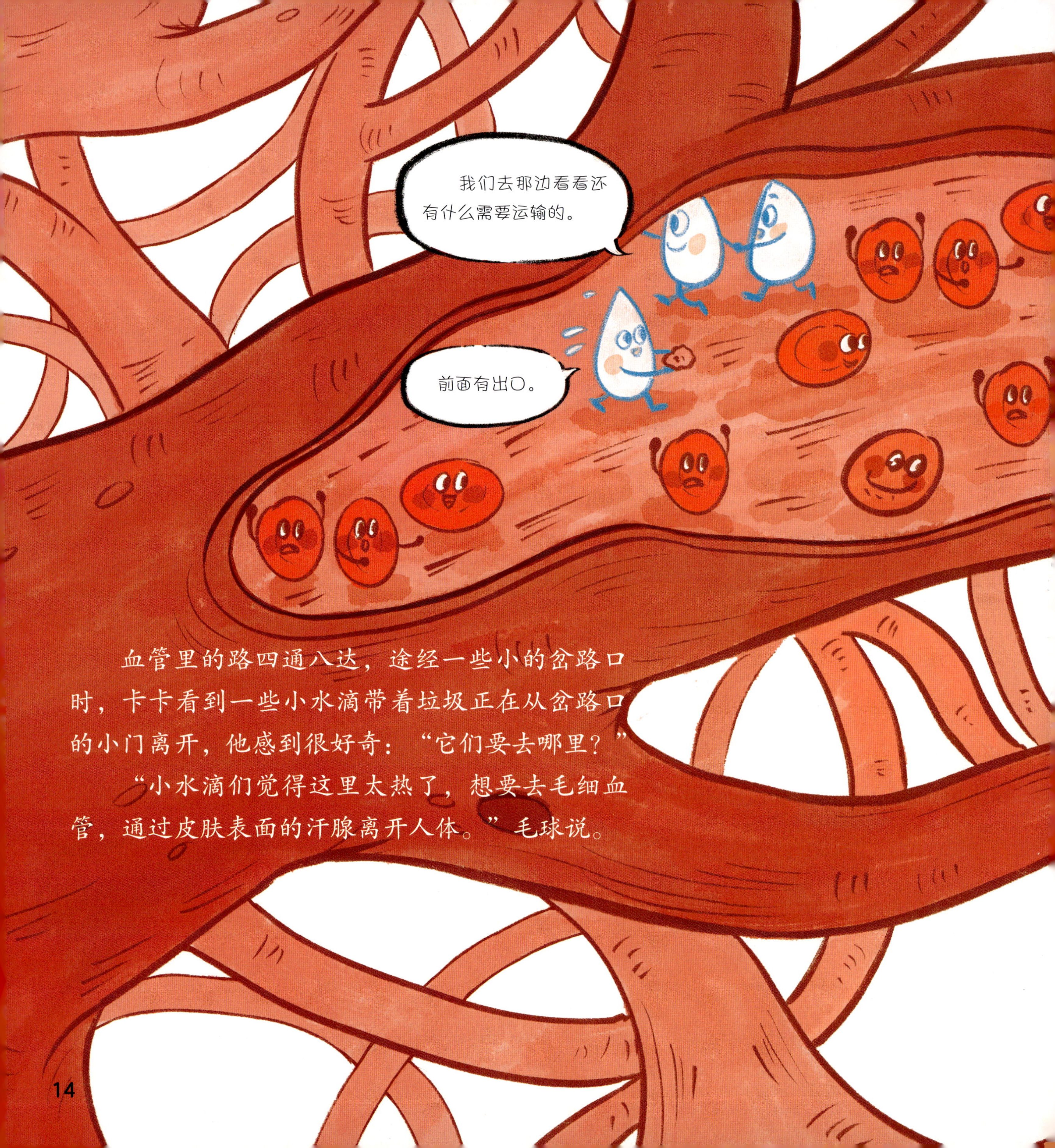

血管里的路四通八达，途经一些小的岔路口时，卡卡看到一些小水滴带着垃圾正在从岔路口的小门离开，他感到很好奇：“它们要去哪里？”

“小水滴们觉得这里太热了，想要去毛细血管，通过皮肤表面的汗腺离开人体。”毛球说。

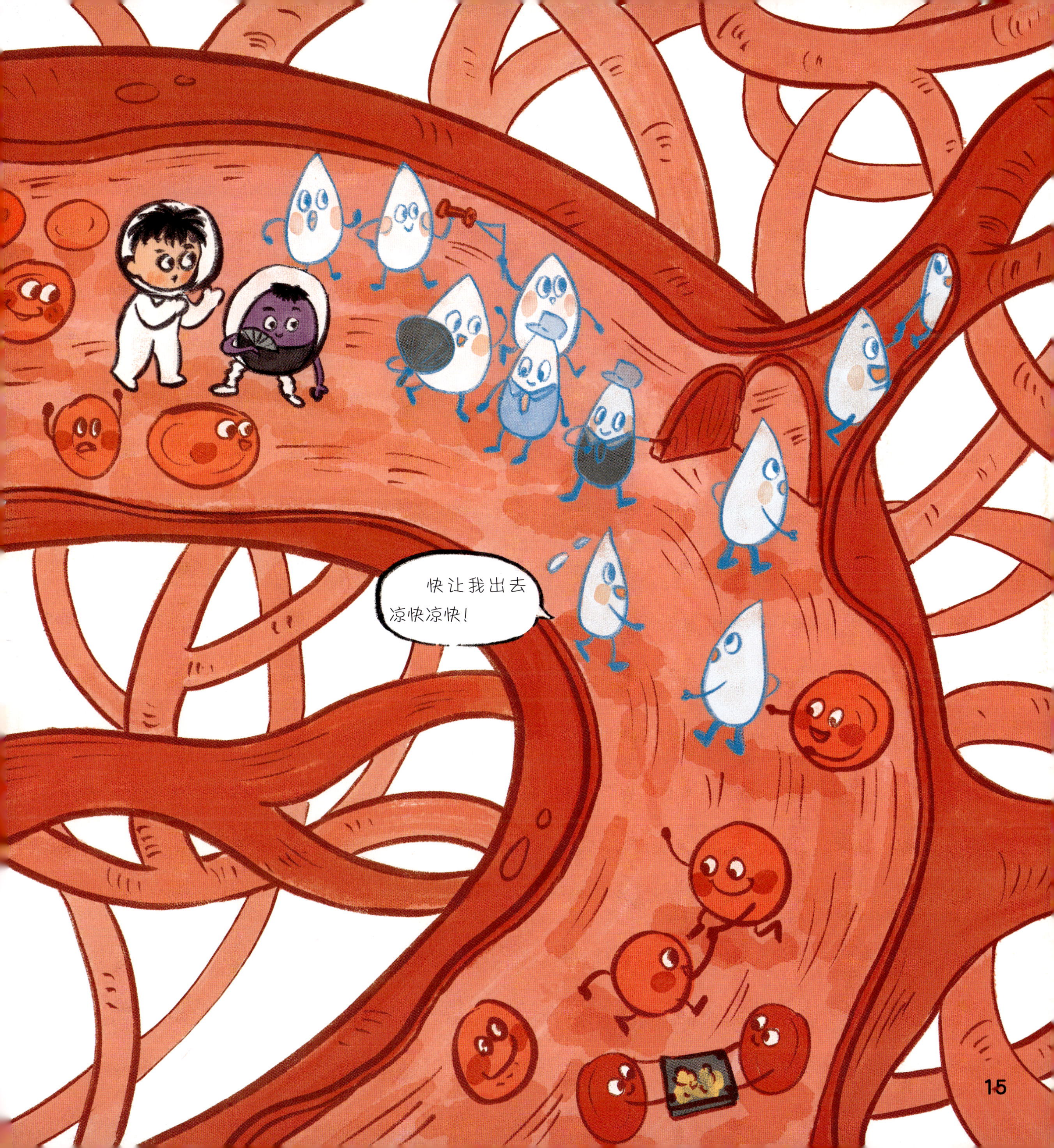
快让我出去
凉快凉快！

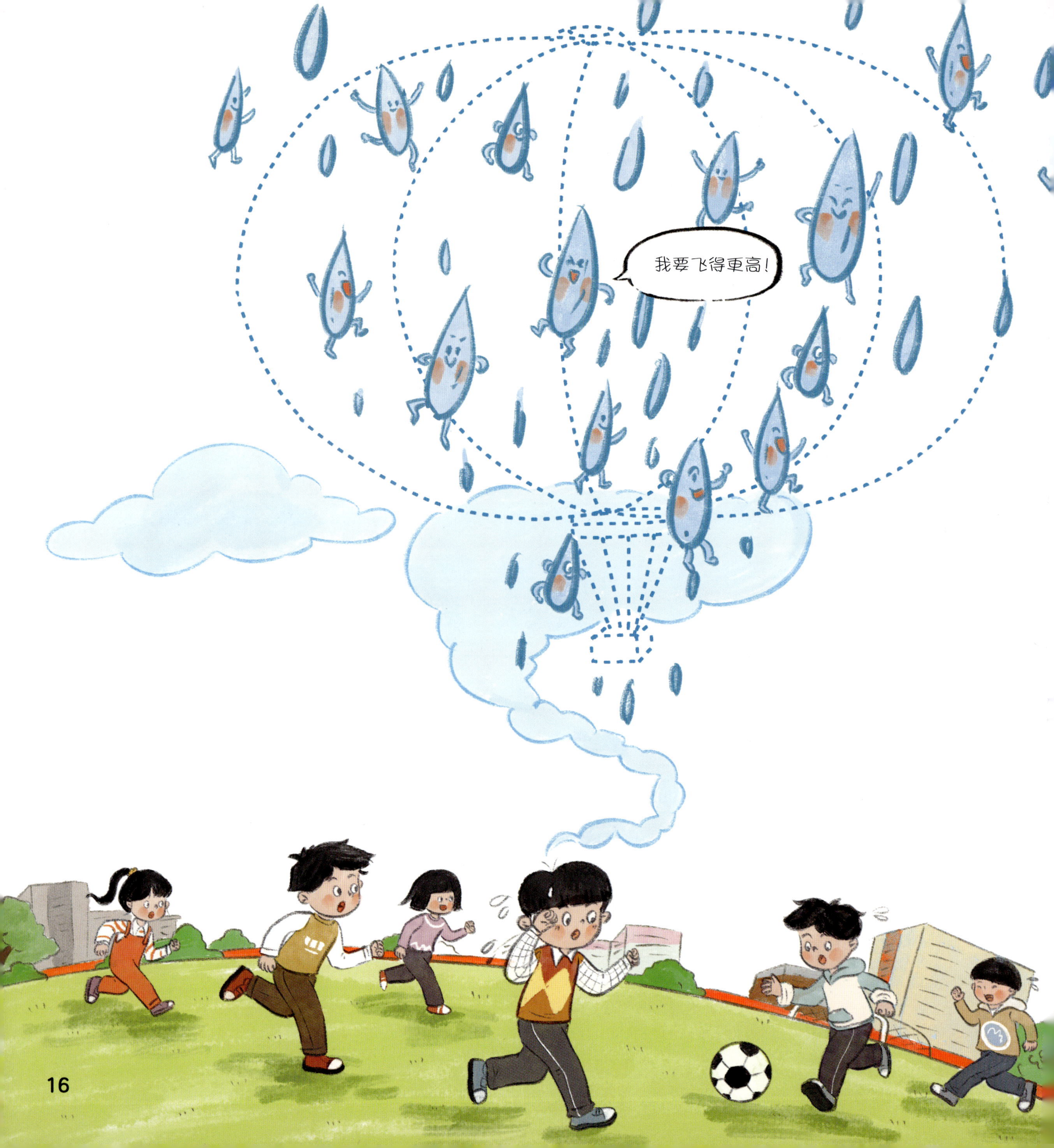
我要飞得更高!

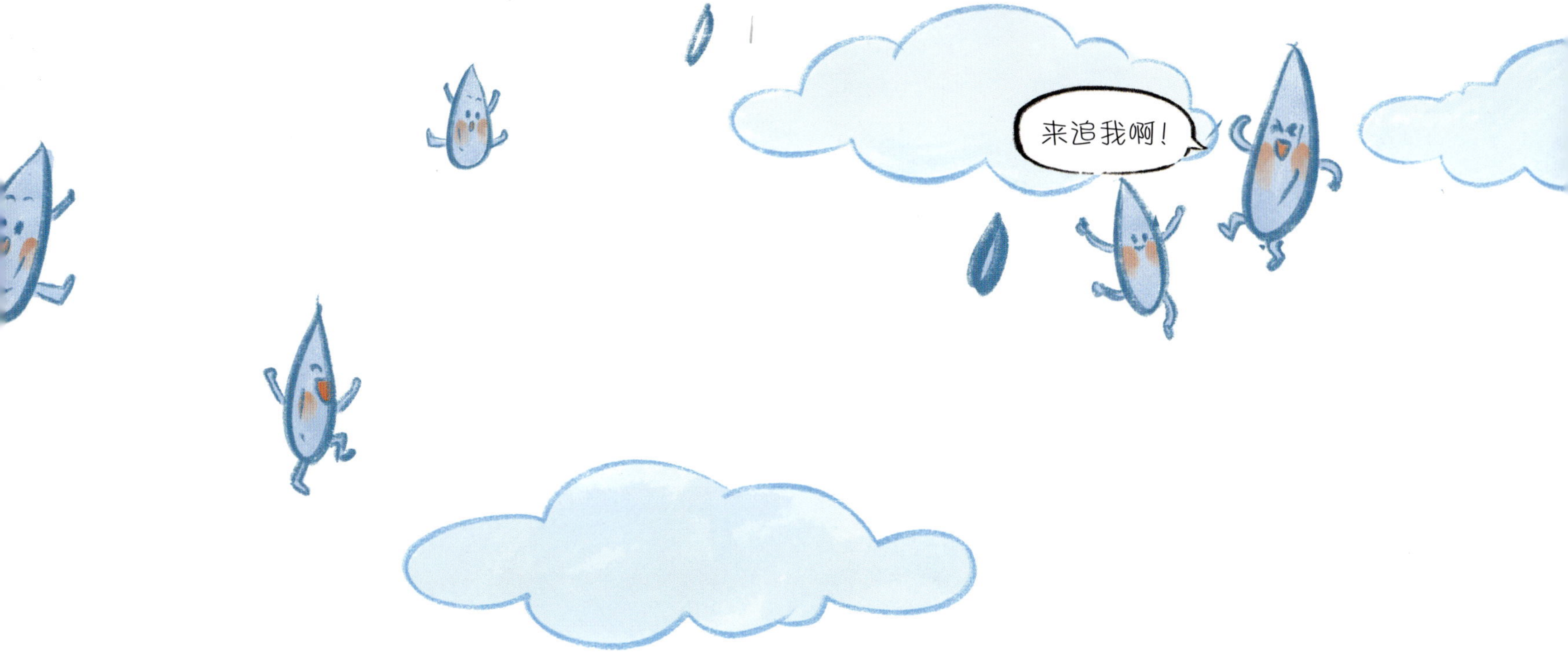

末末满头大汗，汗水中的小水滴扔下手中的垃圾，借着末末身体表面的热量，变成隐形的水蒸气升到了空中。

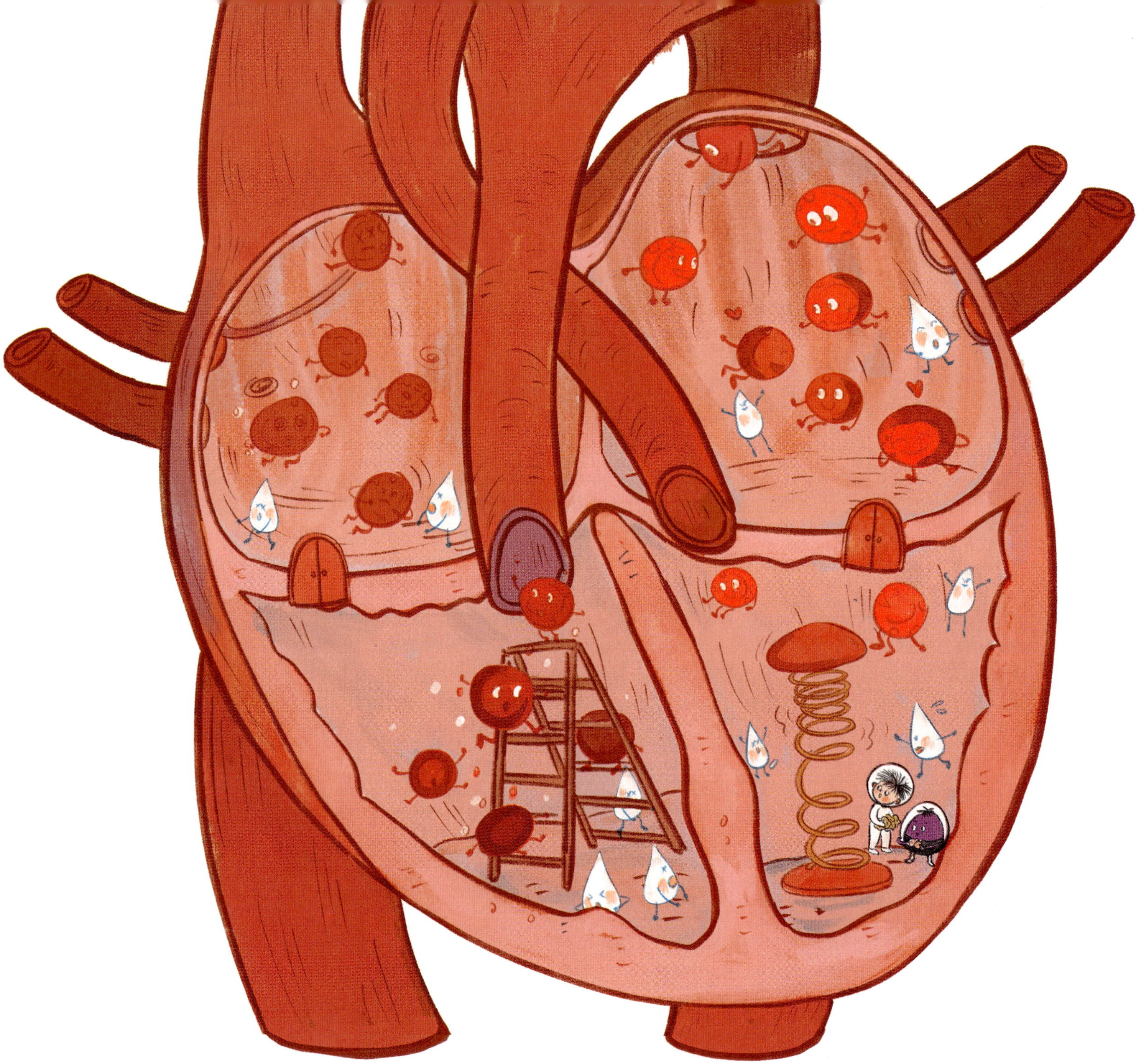

卡卡、毛球随着血液来到了心脏，心脏的四个房间里有很多红细胞。

卡卡问："这是哪里，红细胞要去哪儿？"

"这是心脏，疲劳的红细胞在肺部获得了氧分子能量，精力十足，正在这里候车准备出发呢！咱们带着垃圾赶紧离开吧。"说着，卡卡、毛球、红细胞还有小水滴们一起坐上心脏出口的弹跳机。

砰的一声，他们被弹出心脏。

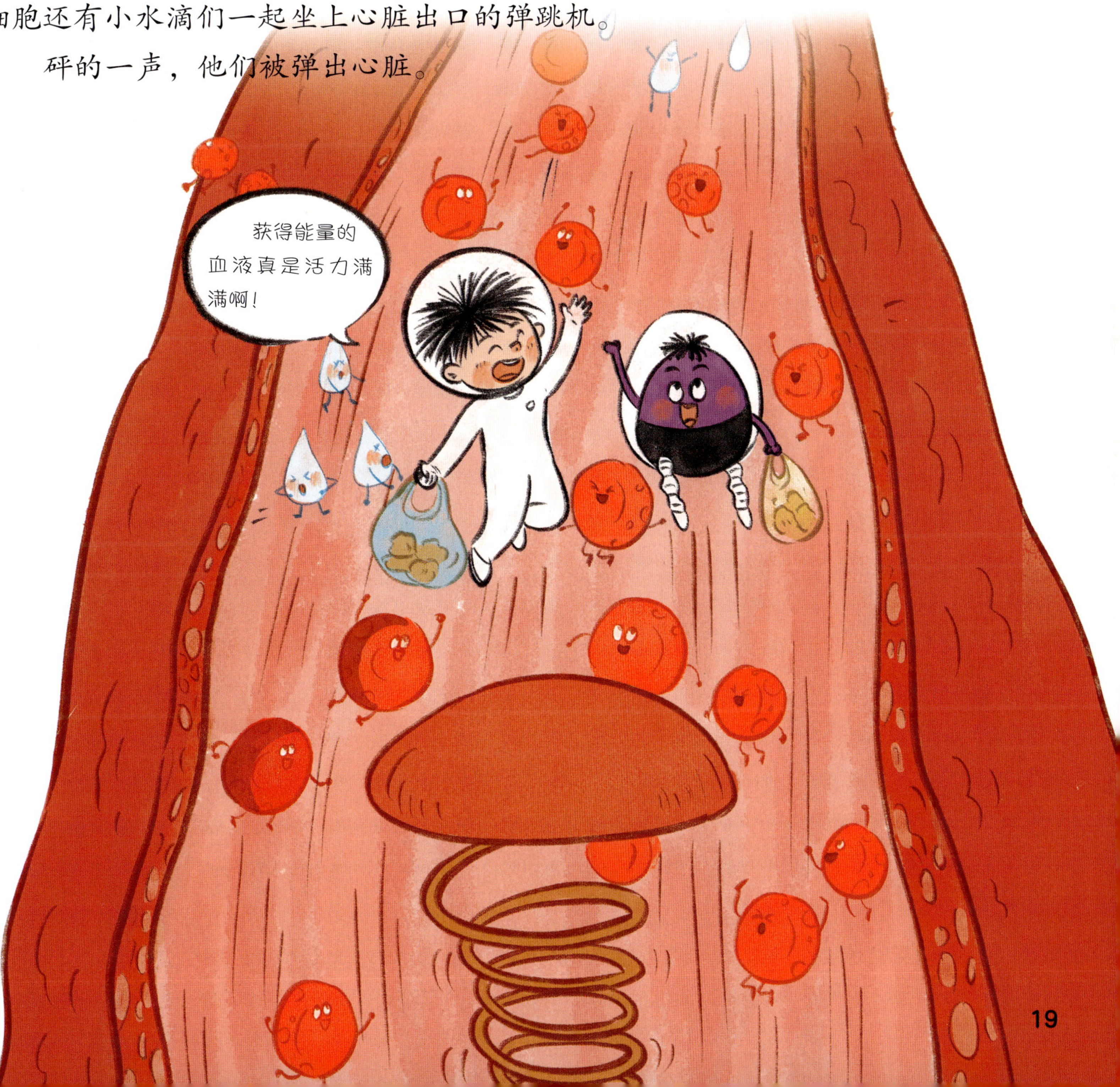

卡卡和毛球在动脉血流的带动下来到了肾脏，“这座像蚕豆的房子好奇怪啊！”卡卡感慨道。

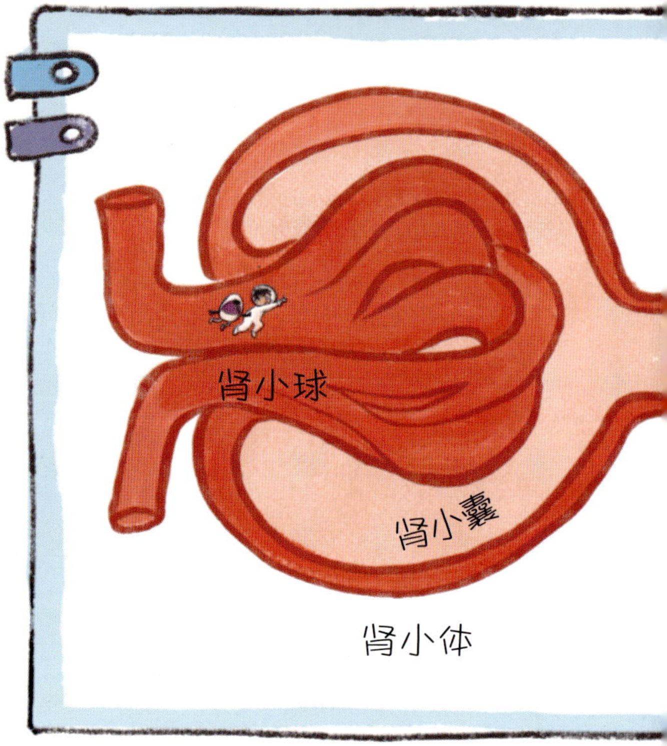

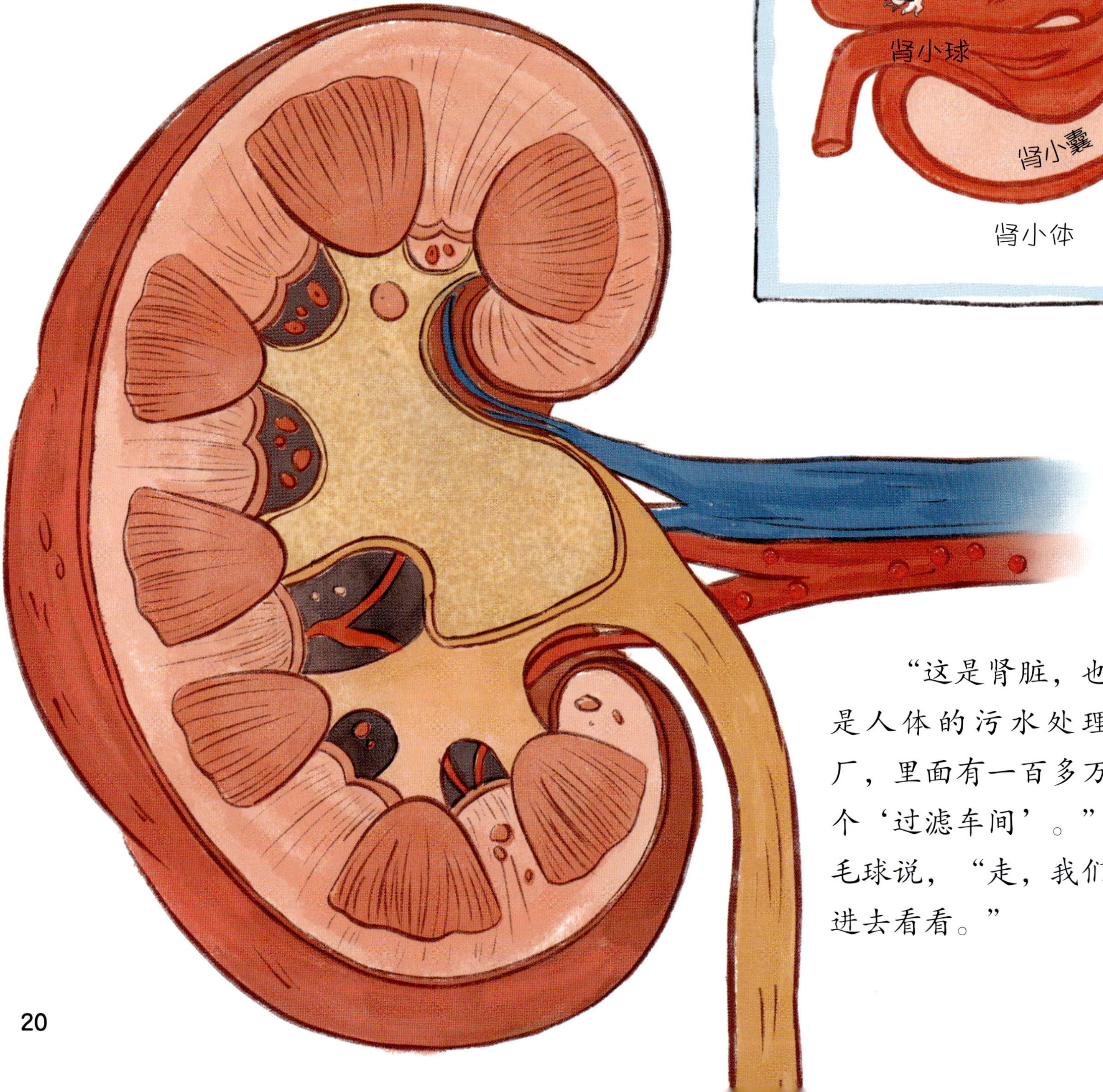

“这是肾脏，也是人体的污水处理厂，里面有一百多万个‘过滤车间’。”毛球说，“走，我们进去看看。”

肾小体——过滤车间，是肾单位的组成部分，由肾小球和包裹在肾小球外的肾小囊构成。

肾小球——过滤器，将血液中的代谢垃圾过滤到外边的肾小囊里。

肾小囊——污水池，容纳肾小球过滤出的代谢垃圾（原尿）并输送到肾小管。

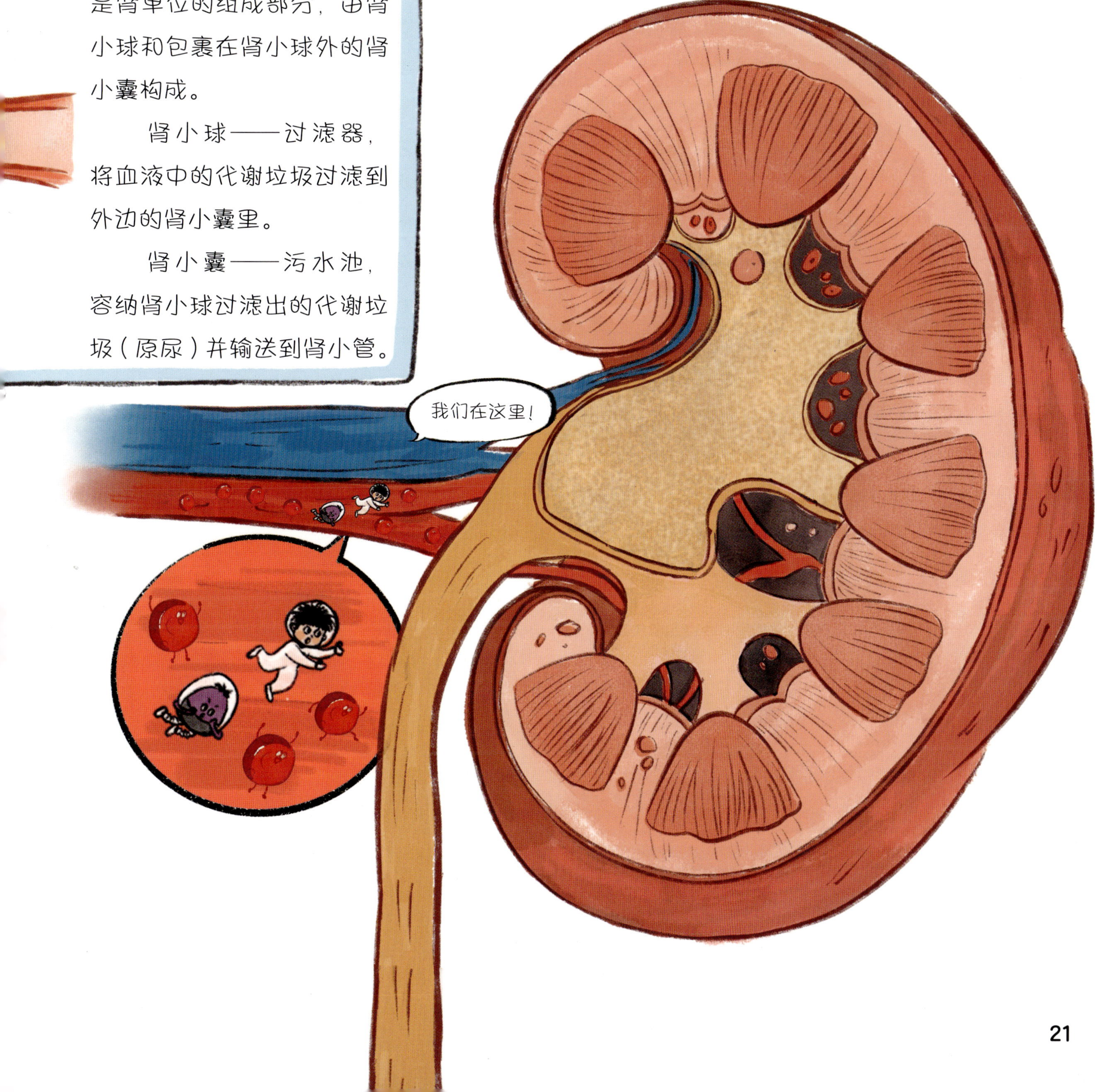

进到过滤车间里，卡卡看到有一些把关的监管员，它们的职责是放行携带垃圾的水滴到血管壁外的“污水池”肾小囊里，阻止携带营养物质的水滴通行。

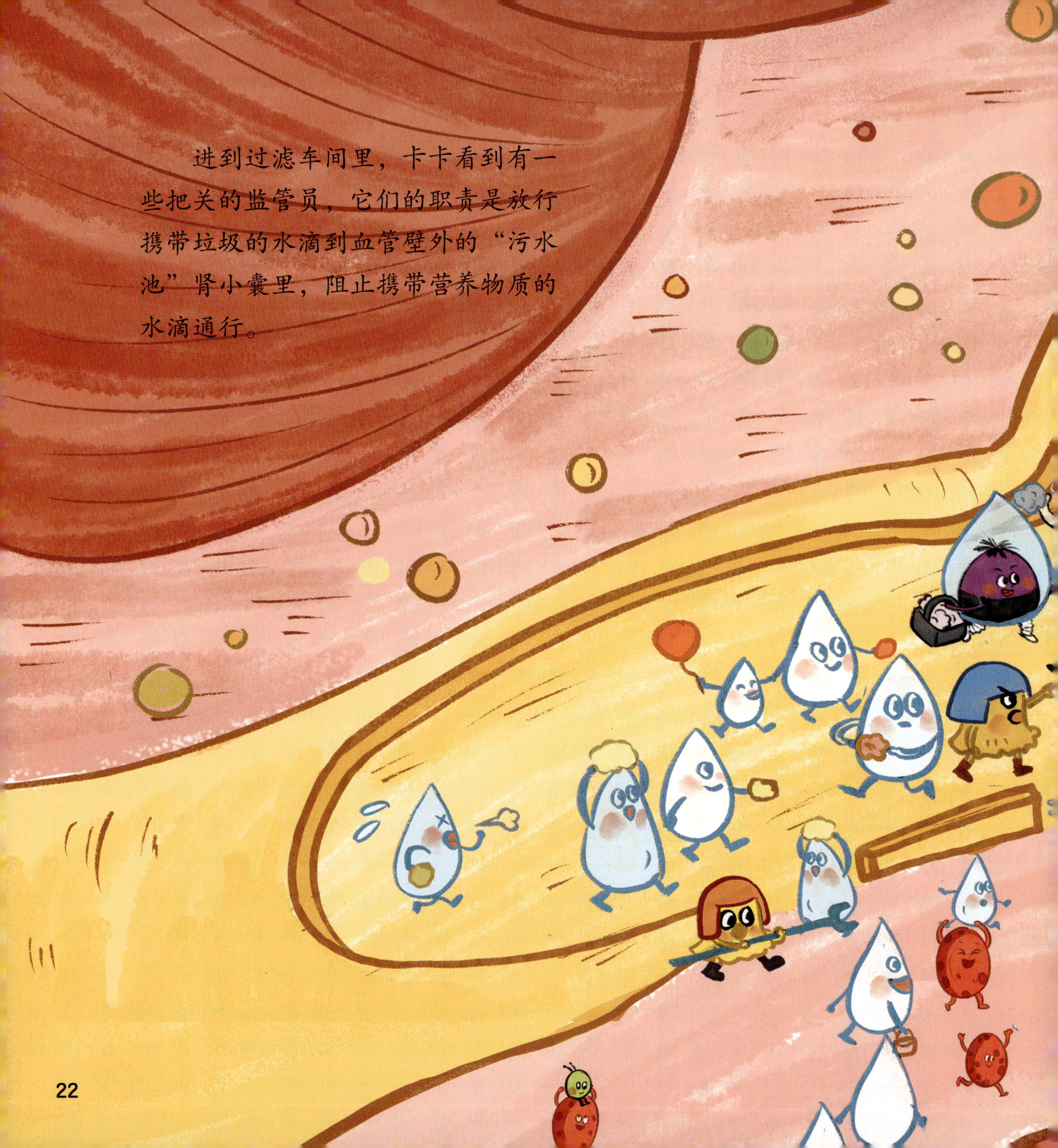

幸好卡卡和毛球在血液里携带了垃圾，虽看着可疑，但还是被放行了。他俩顺利通过了肾脏的初步过滤，混在了原尿里。

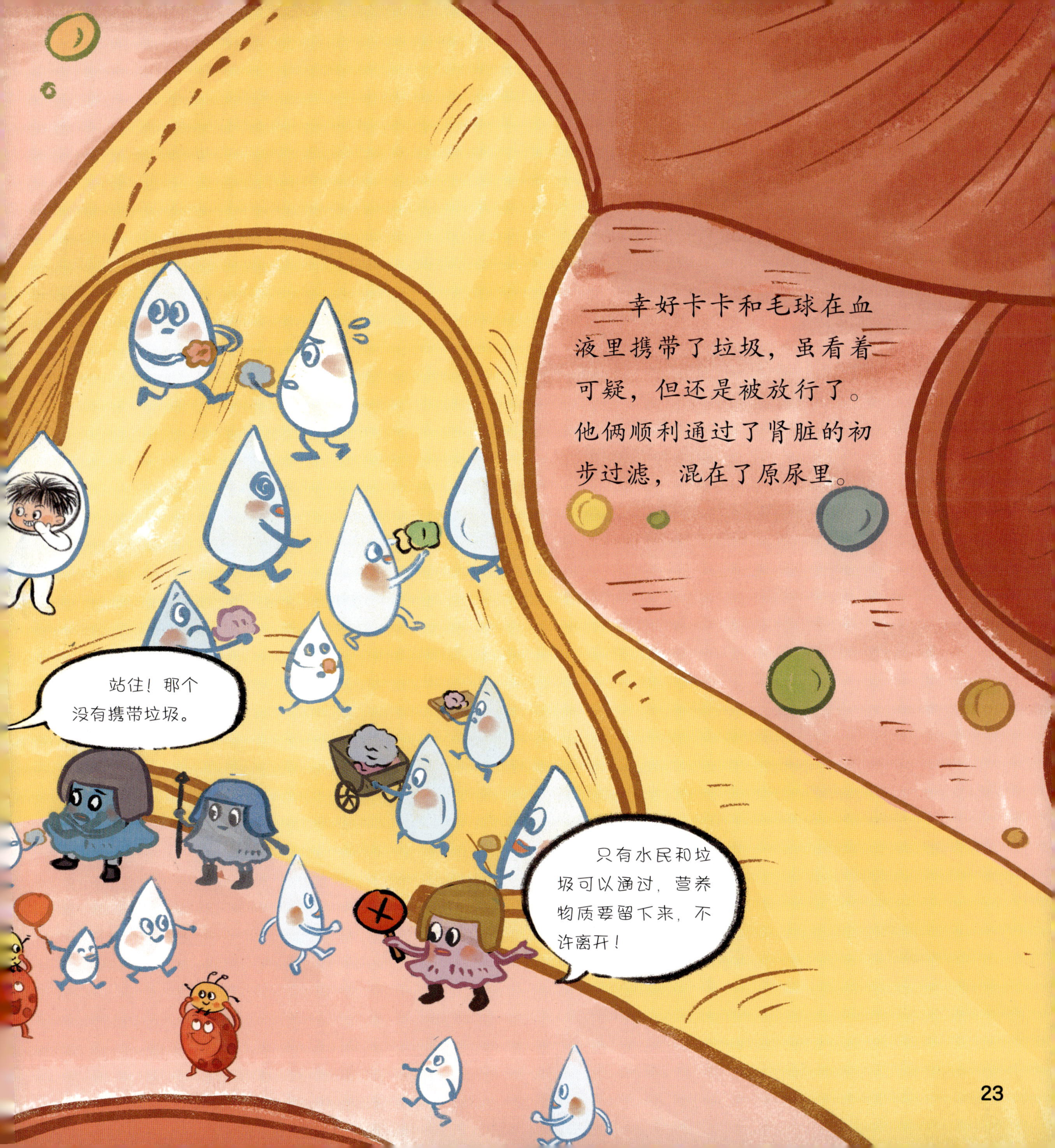

原尿中的卡卡、毛球跟随着小水滴们离开肾小囊，一起穿过弯弯曲曲的肾小管。途中，卡卡发现好多没携带垃圾的水滴被抓回到肾小管外的血管里，毛球解释道：“原尿只是尿液的雏形，大部分水分在这里是要被重吸收的。”

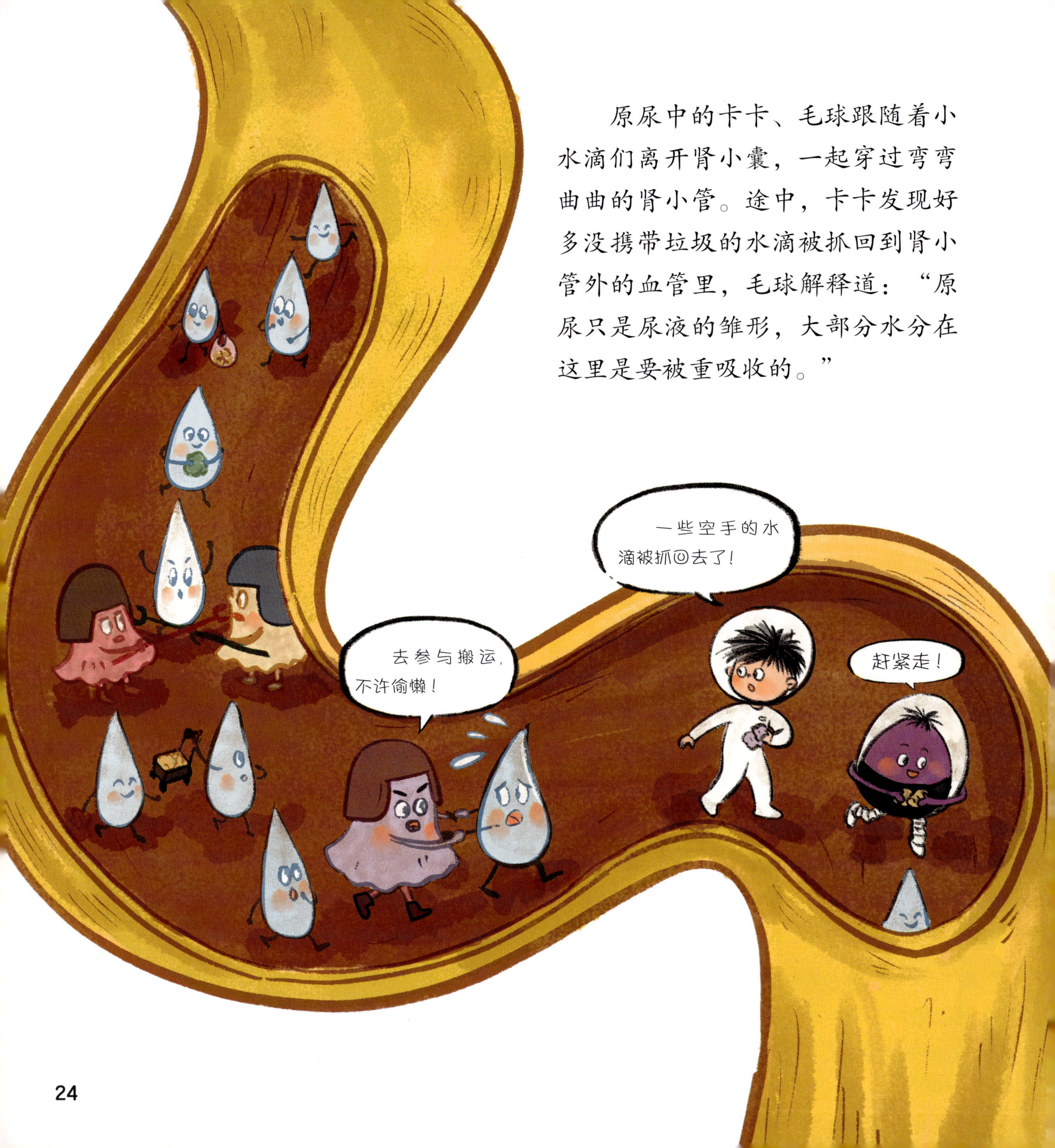

经过肾小管的重吸收，尿液逐渐形成。

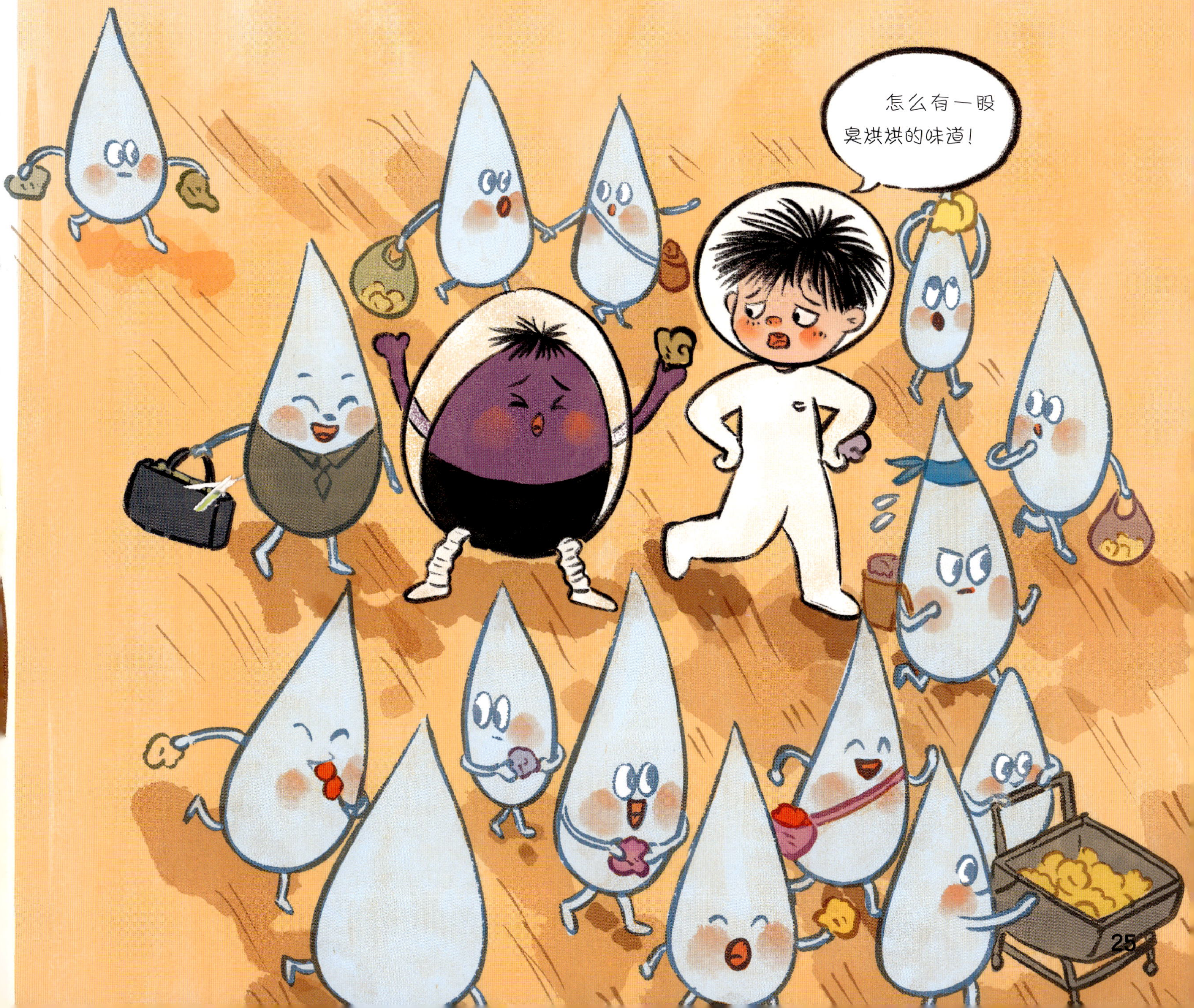

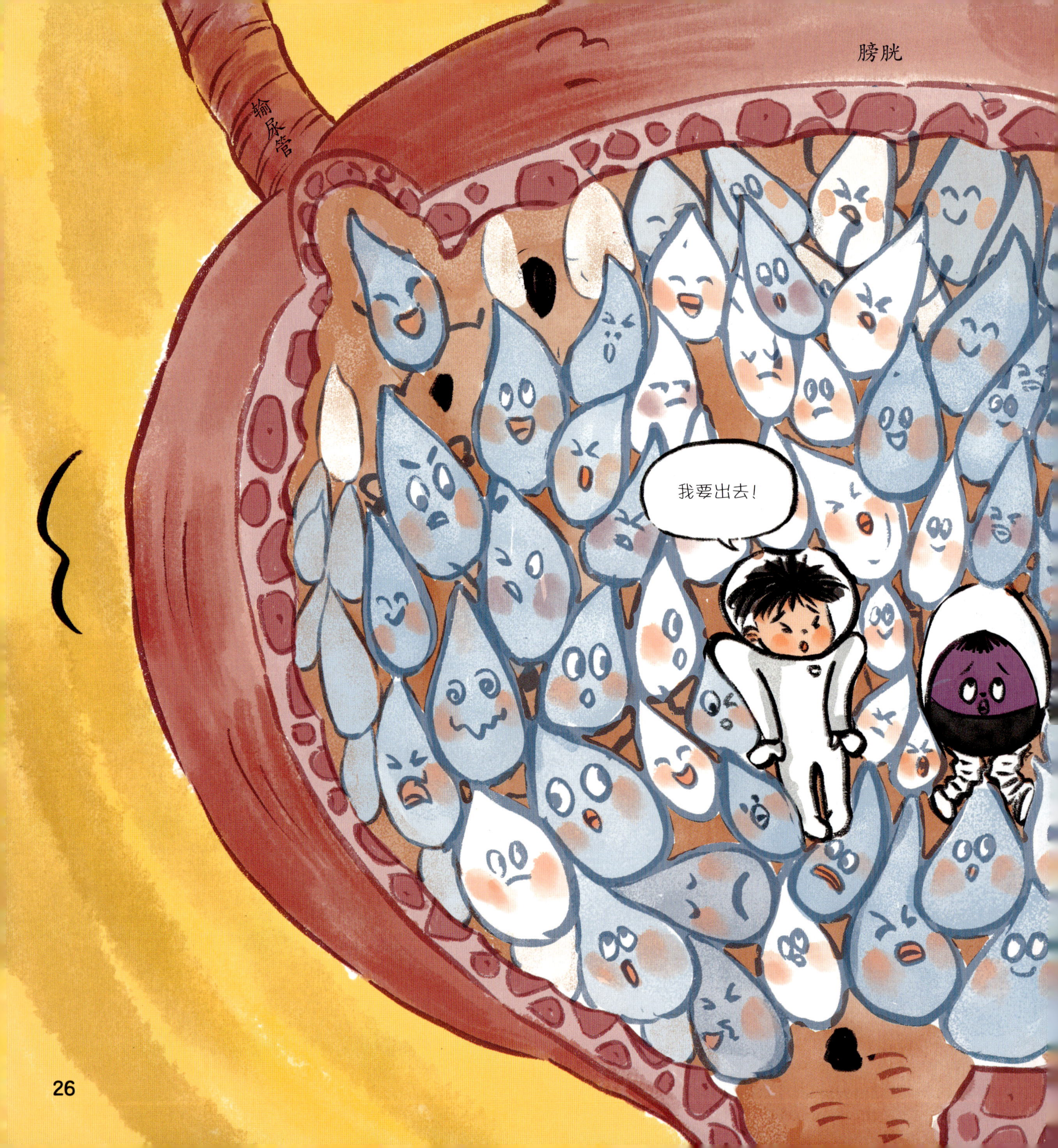
膀胱
输尿管
我要出去！

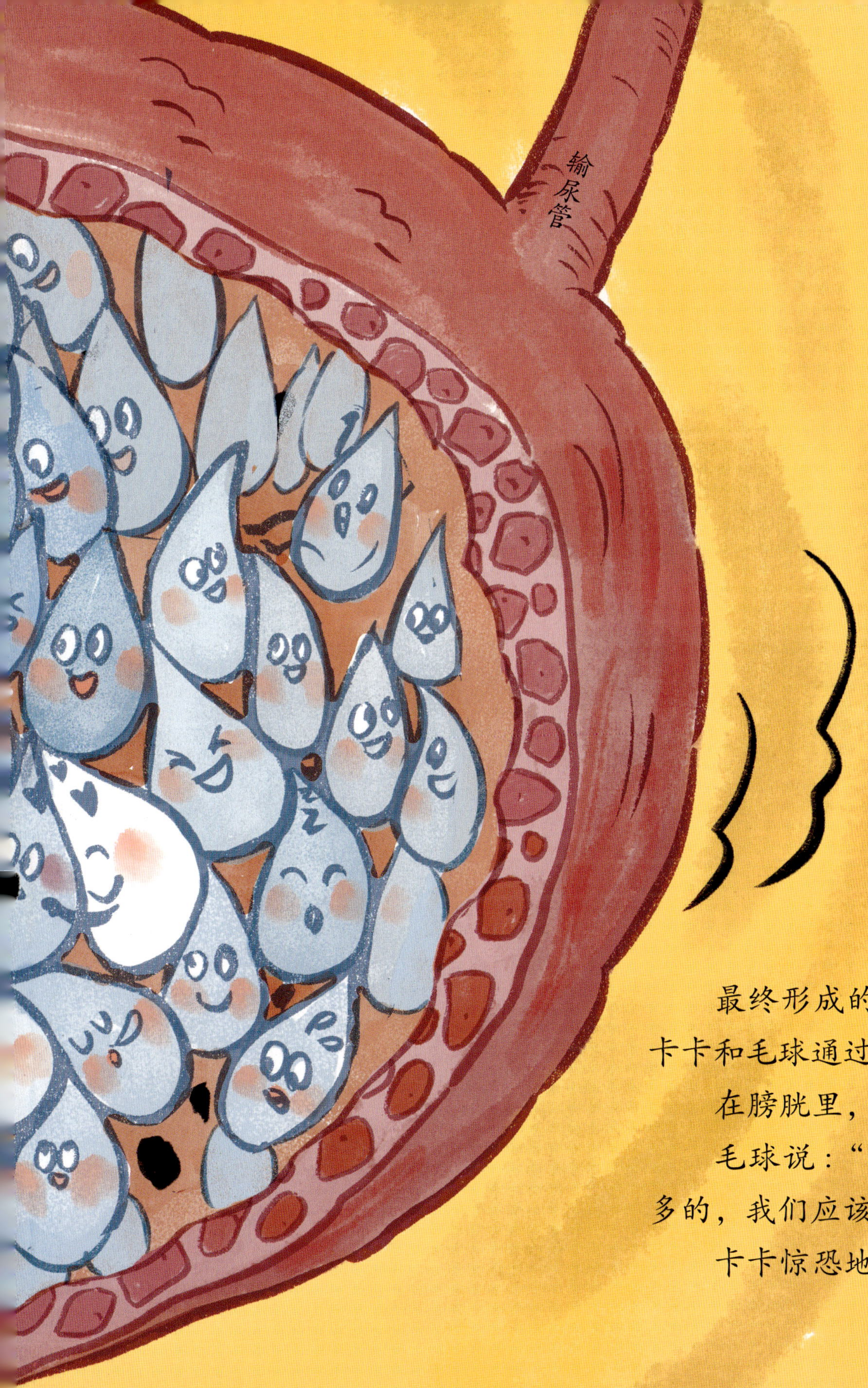

最终形成的尿液流出肾脏，带动着卡卡和毛球通过输尿管来到了膀胱。

在膀胱里，卡卡觉得越来越挤。

毛球说：“再忍忍，尿液会越来越多的，我们应该马上就可以出去了。”

卡卡惊恐地喊道：“什么意思？”

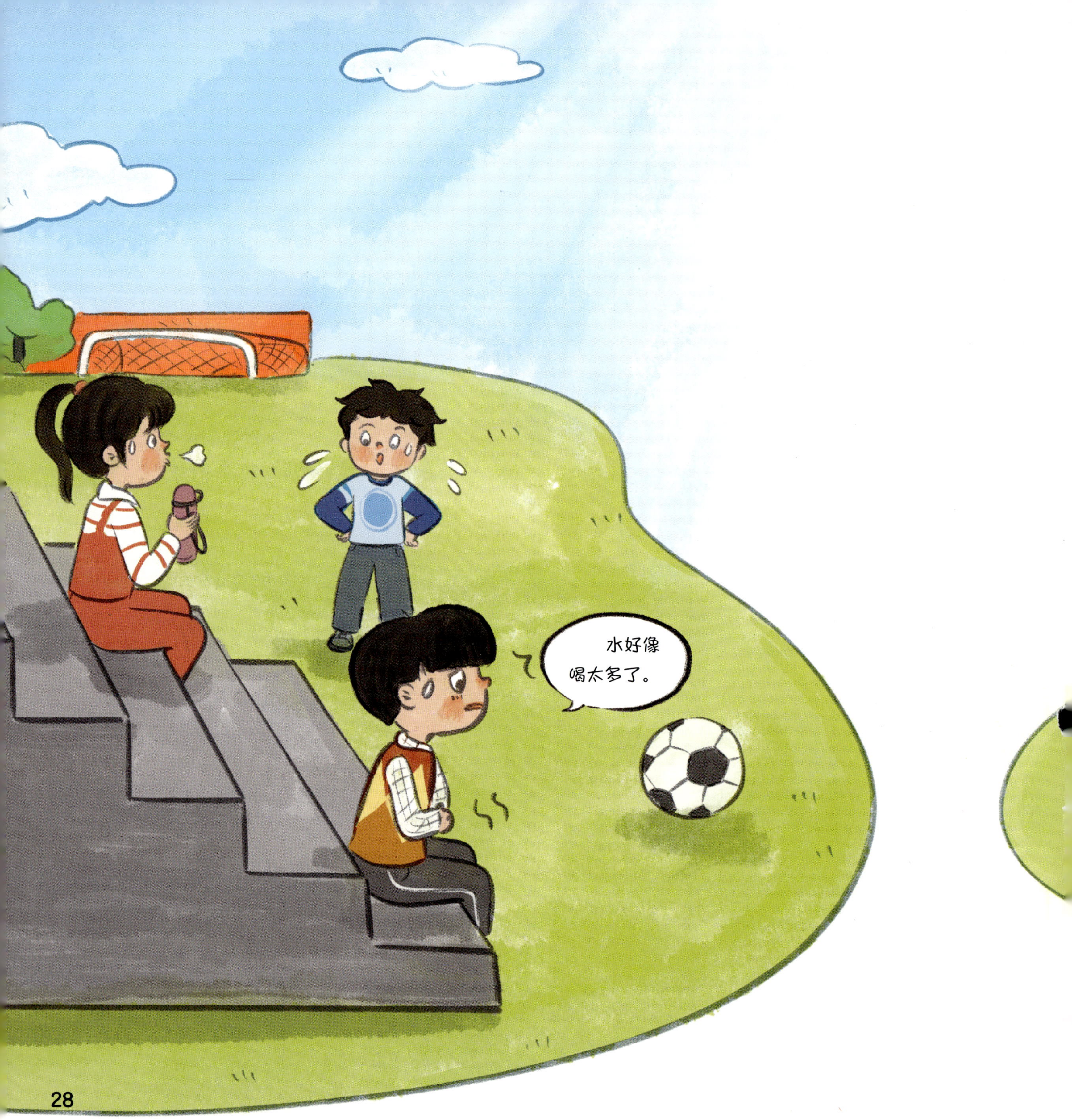
水好像
喝太多了。

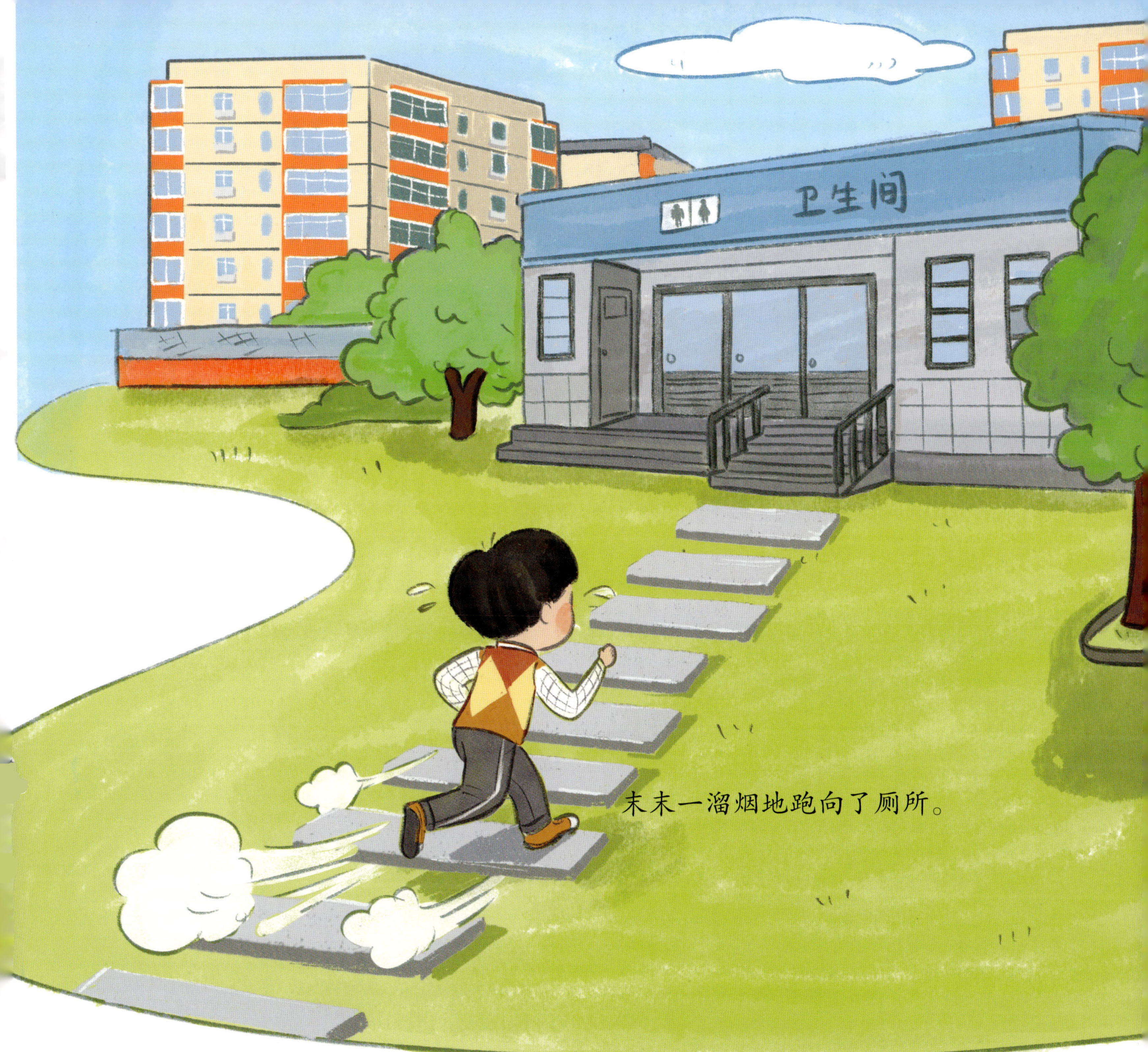

末末一溜烟地跑向了厕所。

毛球和卡卡终于出来了，卡卡大喊：“都怪你，毛球！我得赶快去洗澡！”

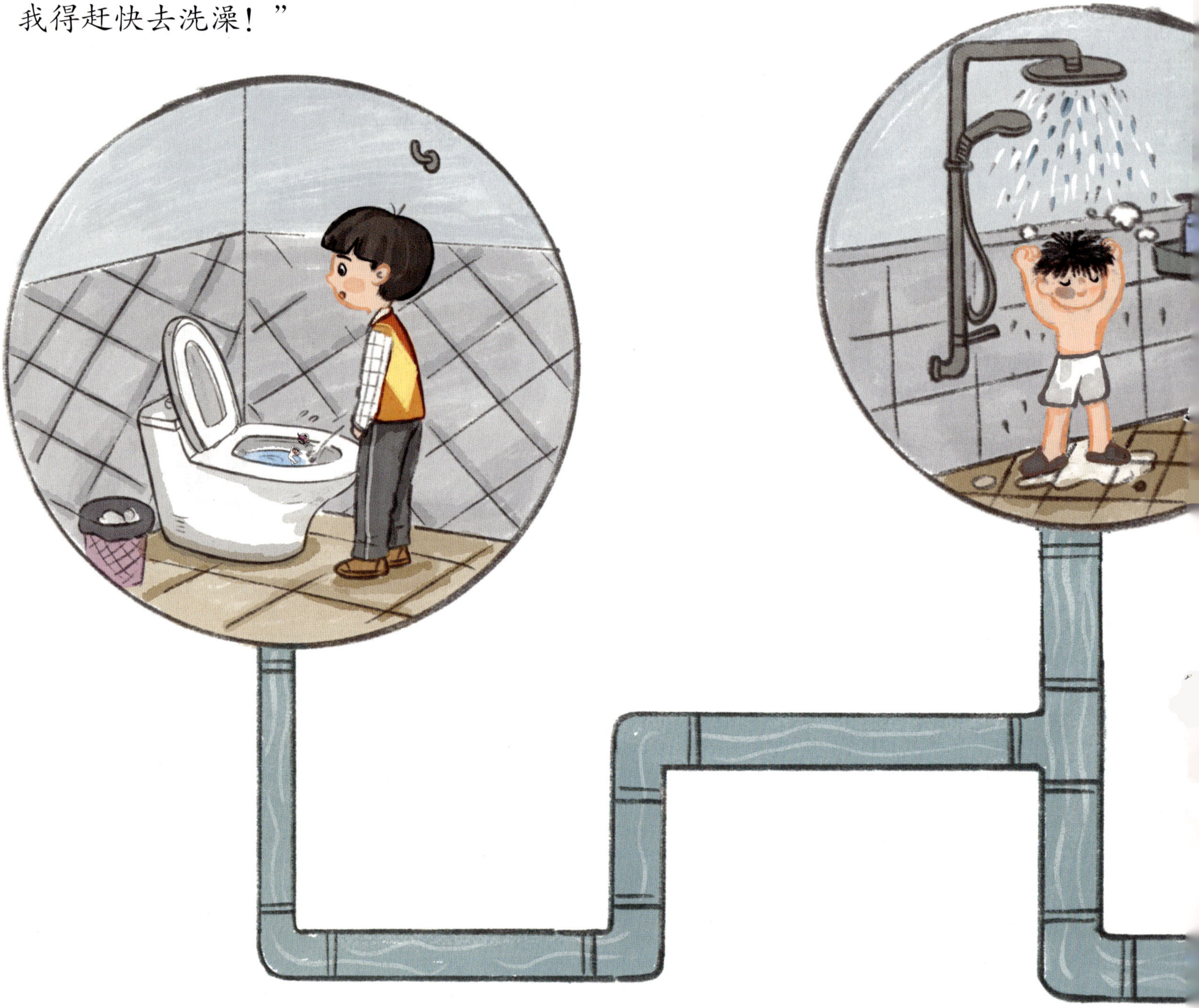

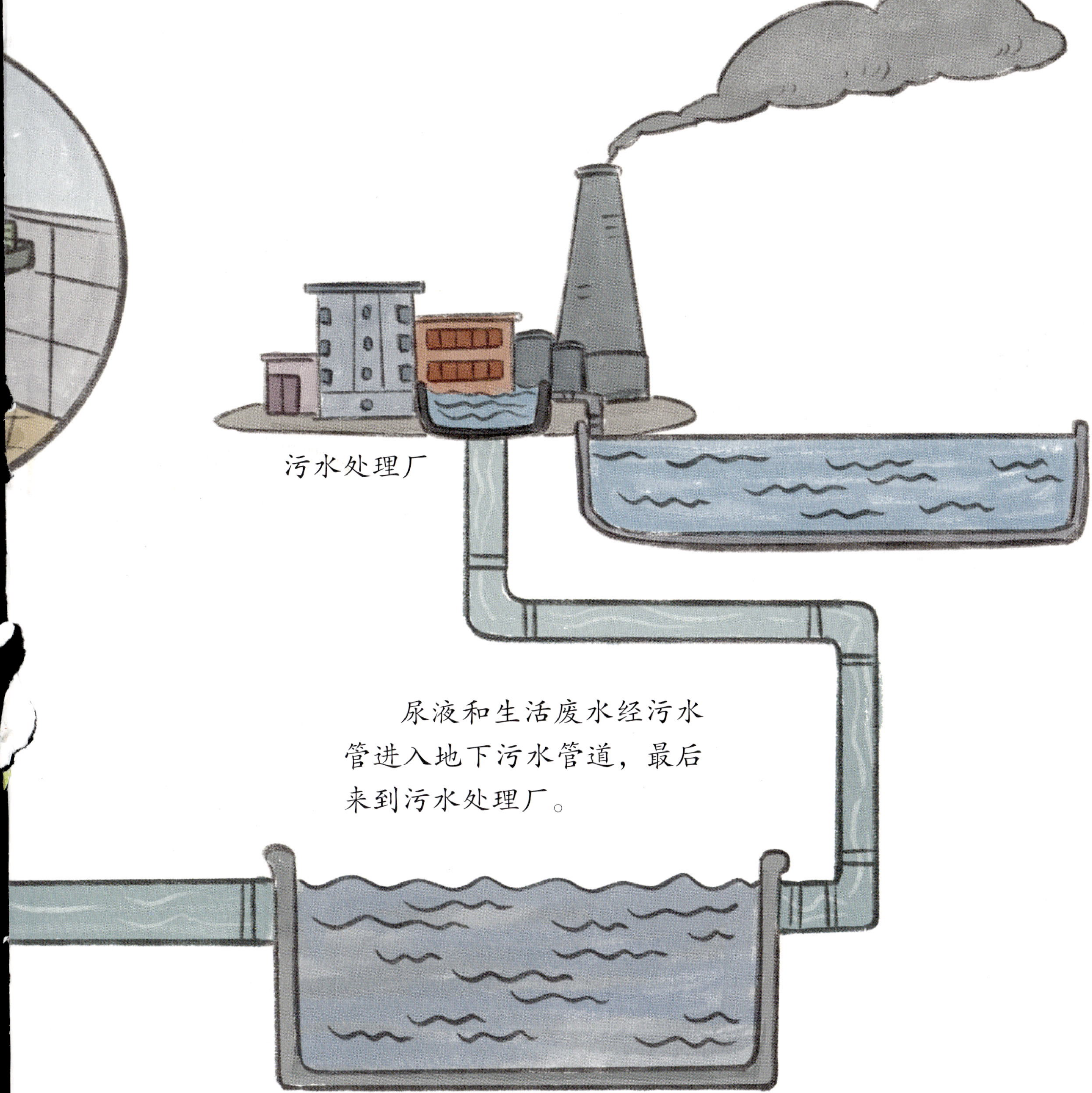

尿液和生活废水经污水管进入地下污水管道，最后来到污水处理厂。

污水被处理合格后，一部分被再利用，一部分被直接排入大自然。

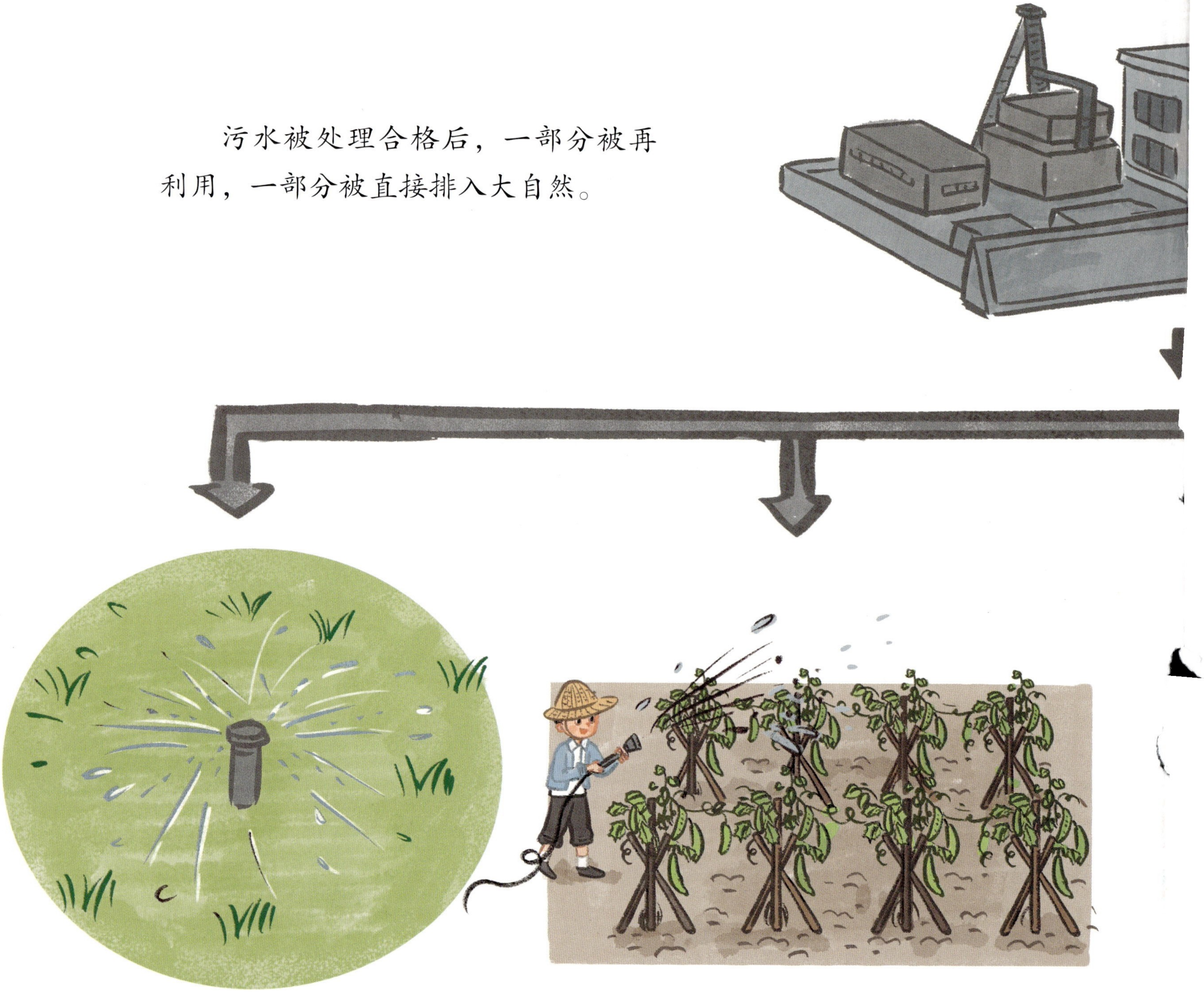

城市绿化浇水

农田灌溉

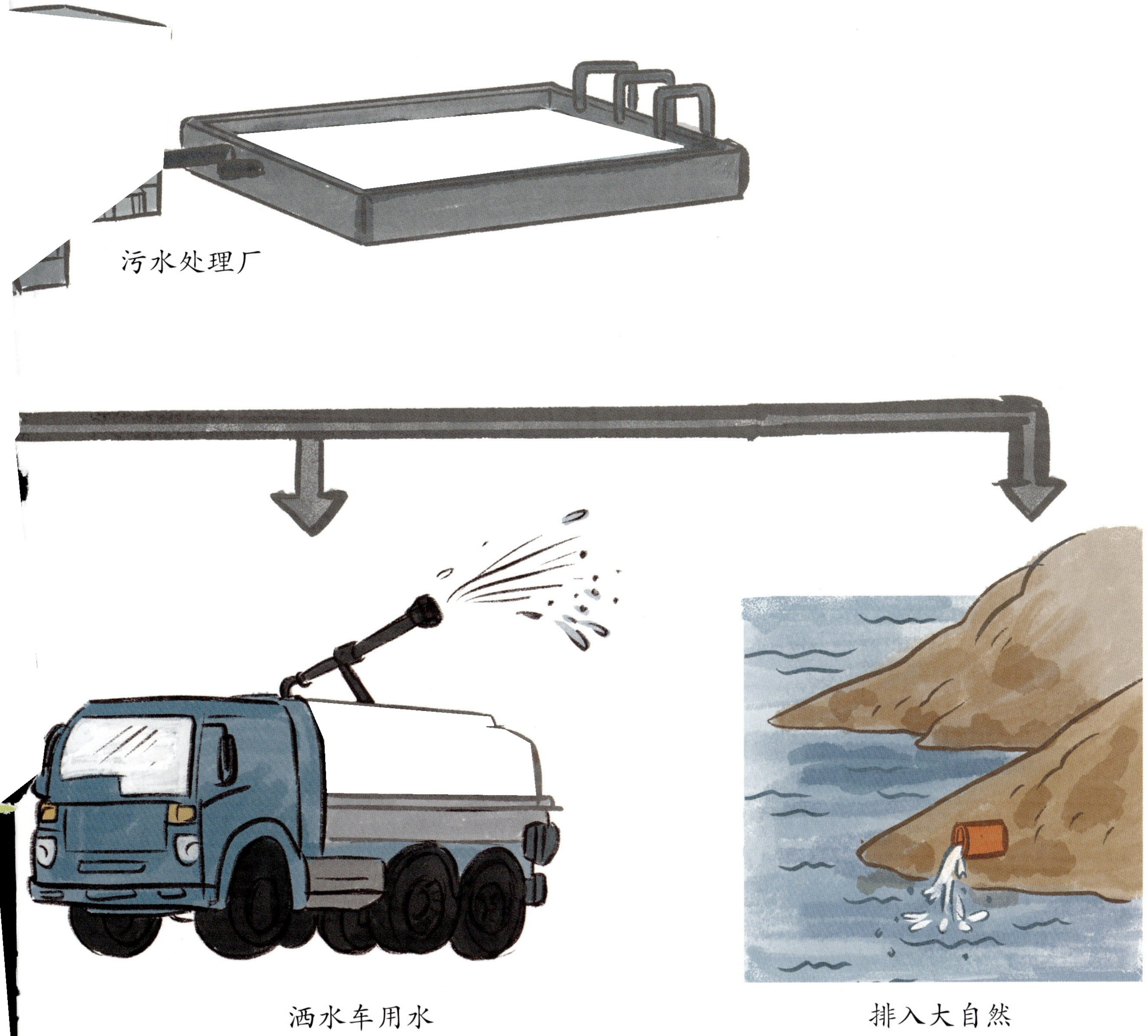
污水处理厂
洒水车用水
排入大自然

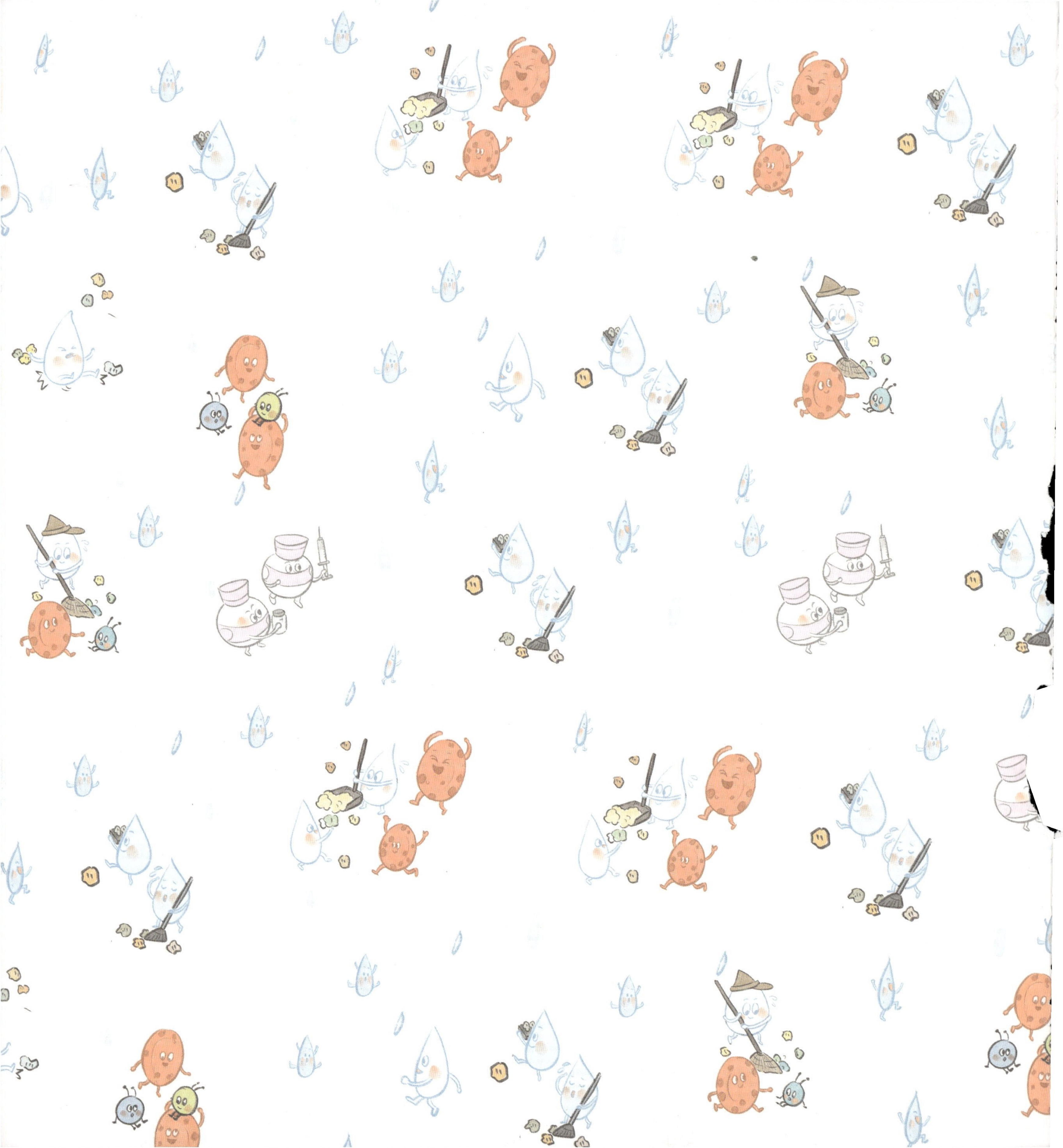